快眠家族のススメ

マンガでわかる不眠と無呼吸症候群

宮崎総一郎 編著
駒田一朗・田中俊彦 著
大川匡子 監

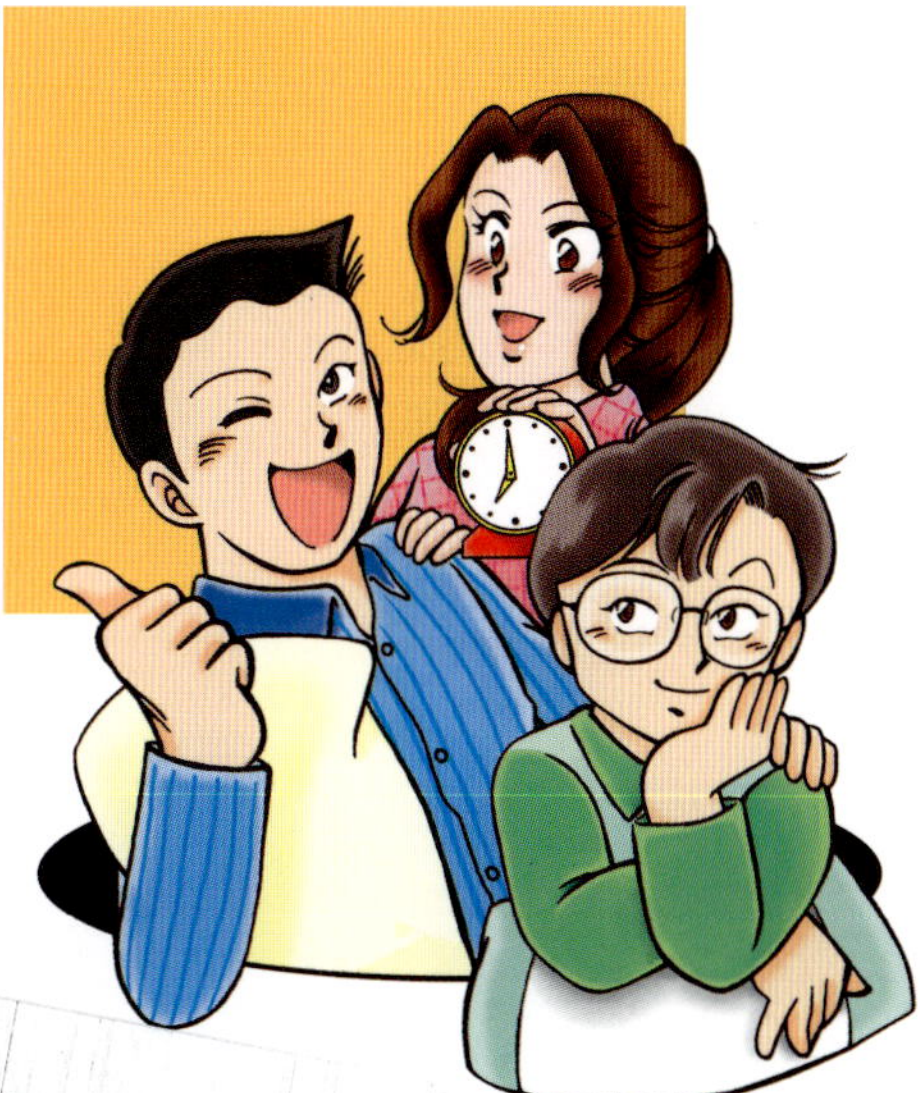

恒星社厚生閣

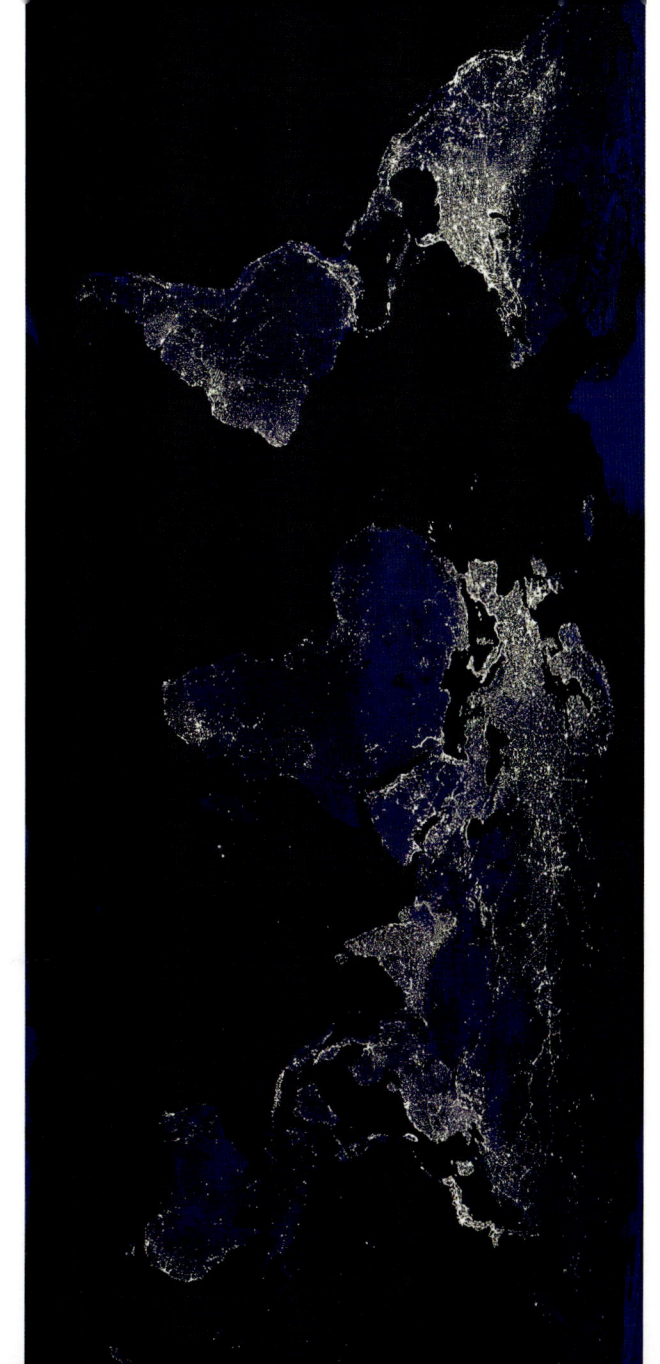

人工衛星が撮った夜の地球．白く輝いてみえる点は，人の生活による照明の輝き．

問題：この写真の間違いがわかりますか？
解答は「あとがき」を読んで下さい．

目次

1章　眠れぬ夜

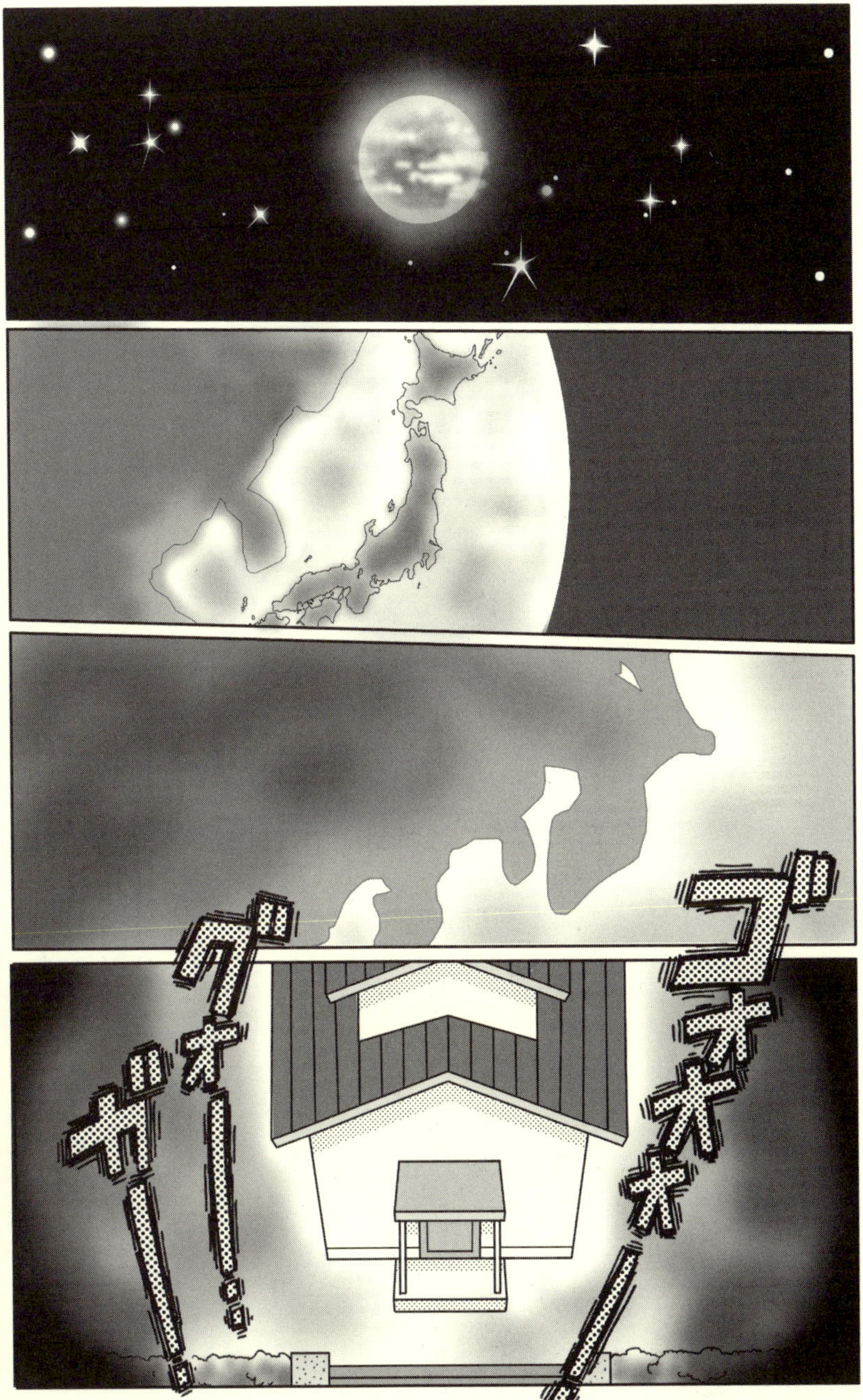

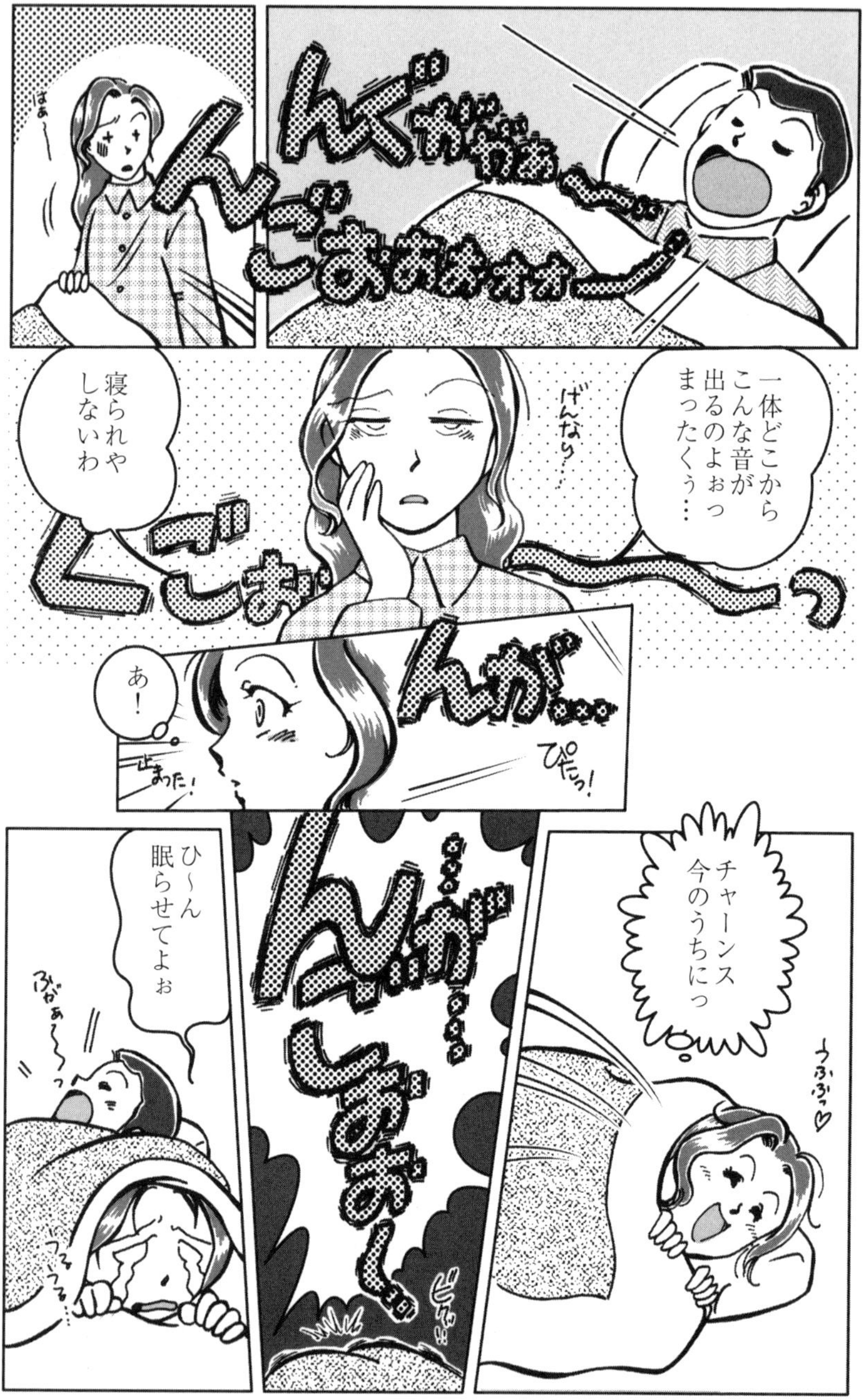
んがががぁ～っ
んごぉぉぉォォォーッ
はぁ～
一体どこから
こんな音が
出るのよぉっ
まったくぅ…
げんなり…
寝られや
しないわ
んごぉ～～～っ
んが…
ぴたっ!
あ!
止まった!
チャーンス
今のうちにっ
うふふっ♡
んがっ…
んごぉ…
びくっ!!
ひ～ん
眠らせてよぉ
ふがぁ～～っ
ぐるぐる…

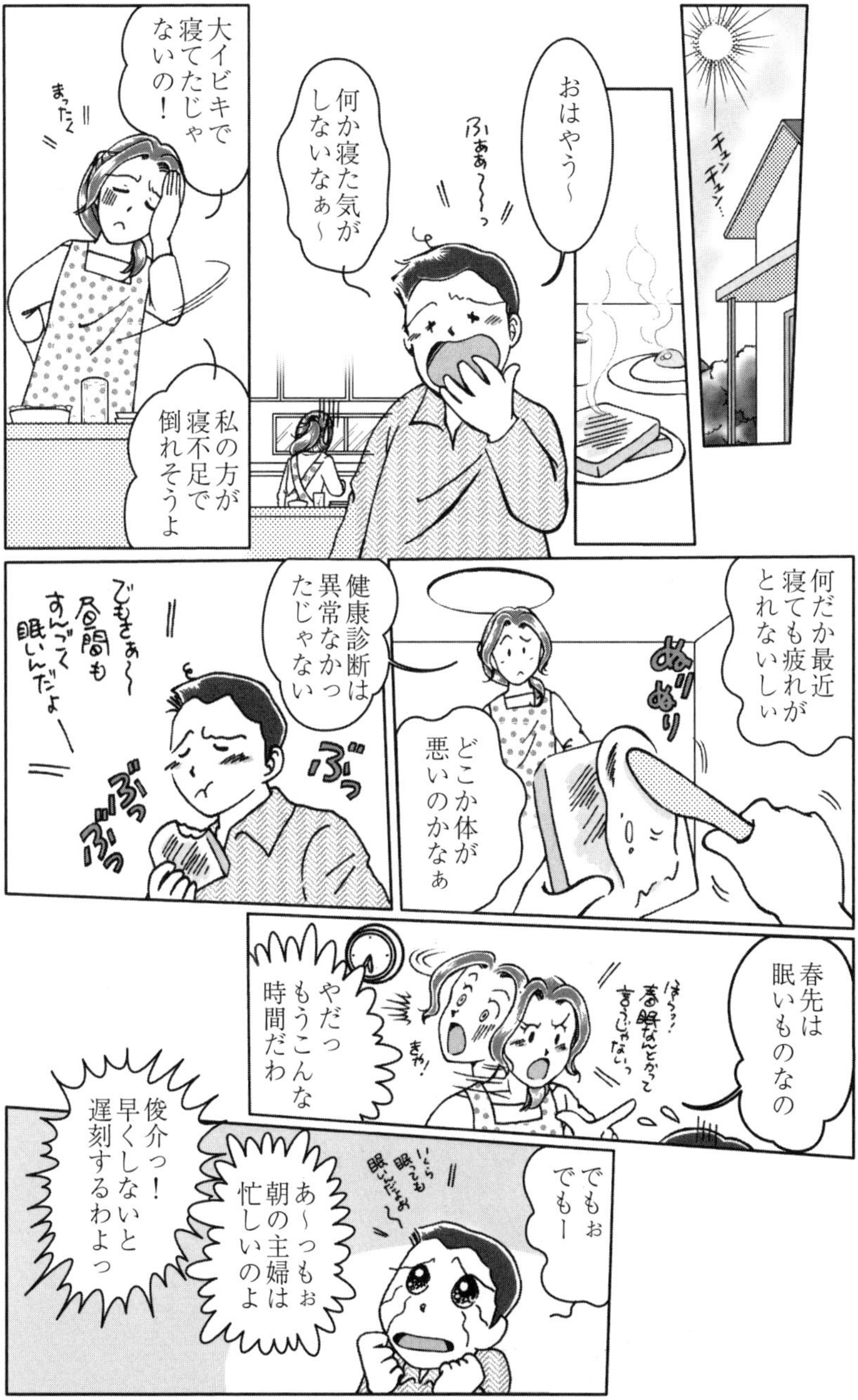
チュンチュン…
おはやう～
ふぁあ～～っ
何か寝た気がしないなぁ～
大イビキで寝てたじゃないの！
まったく
私の方が寝不足で倒れそうよ
何だか最近寝ても疲れがとれないしぃ
ぬりぬり
どこか体が悪いのかなぁ
健康診断は異常なかったじゃない
でもさぁ～昼間もすんごく眠いんだよー
ぶつぶつ
春先は眠いものなの
ほらっ！春眠なんとかって言うじゃないっ
きゃっ！
やだっもうこんな時間だわ
でもぉでもー
いくら眠っても眠いんだよぉ～
あ～っもぉ朝の主婦は忙しいのよ
俊介っ！早くしないと遅刻するわよっ

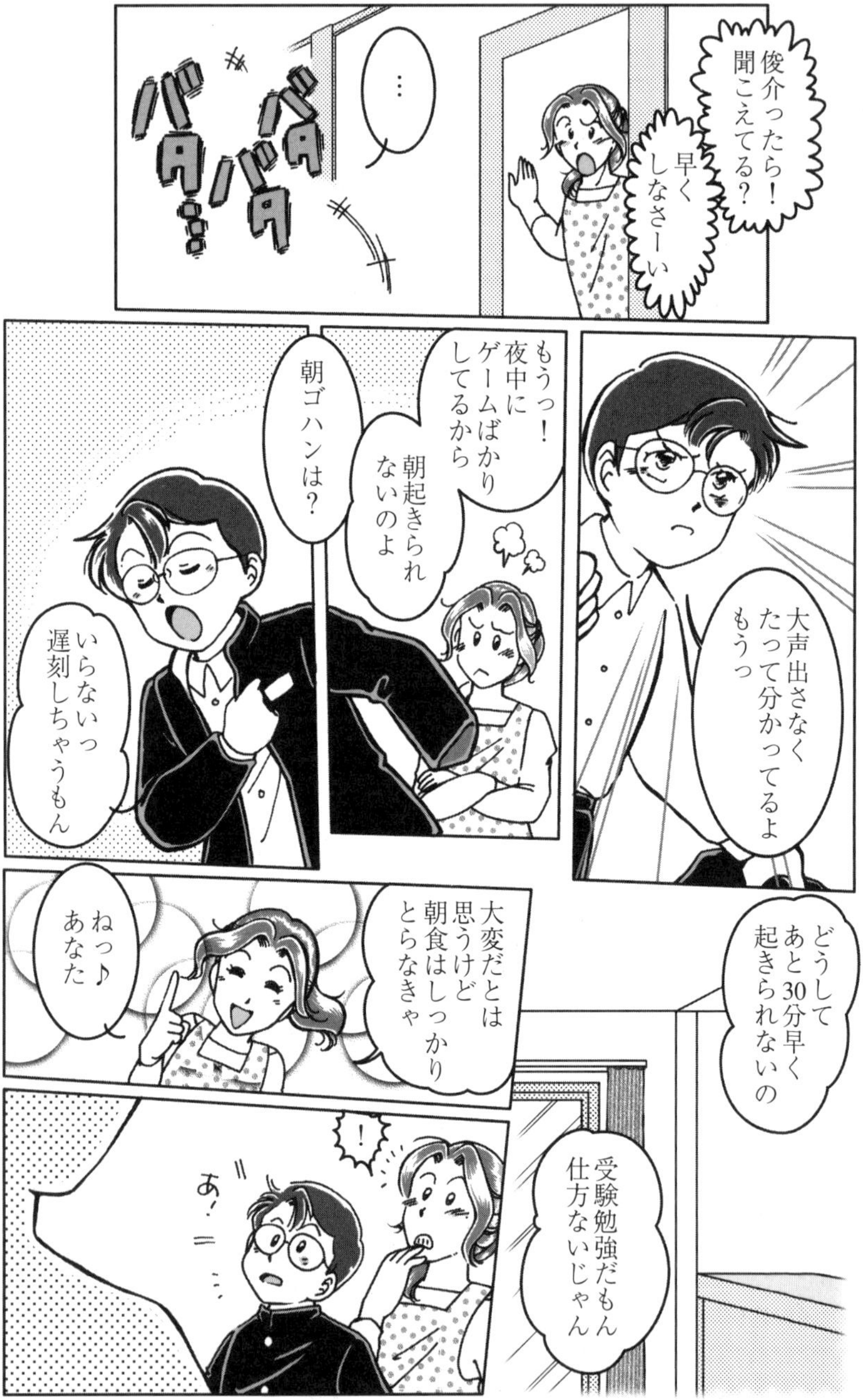
俊介ったら！聞こえてる？
早くしなさーい
…
バタバタ…
大声出さなくたって分かってるよ もうっ
もうっ！夜中にゲームばかりしてるから
朝起きられないのよ
朝ゴハンは？
いらないっ遅刻しちゃうもん
どうしてあと30分早く起きられないの
受験勉強だもん仕方ないじゃん
大変だとは思うけど朝食はしっかりとらなきゃ
ねっ あなた♪
！
あ！

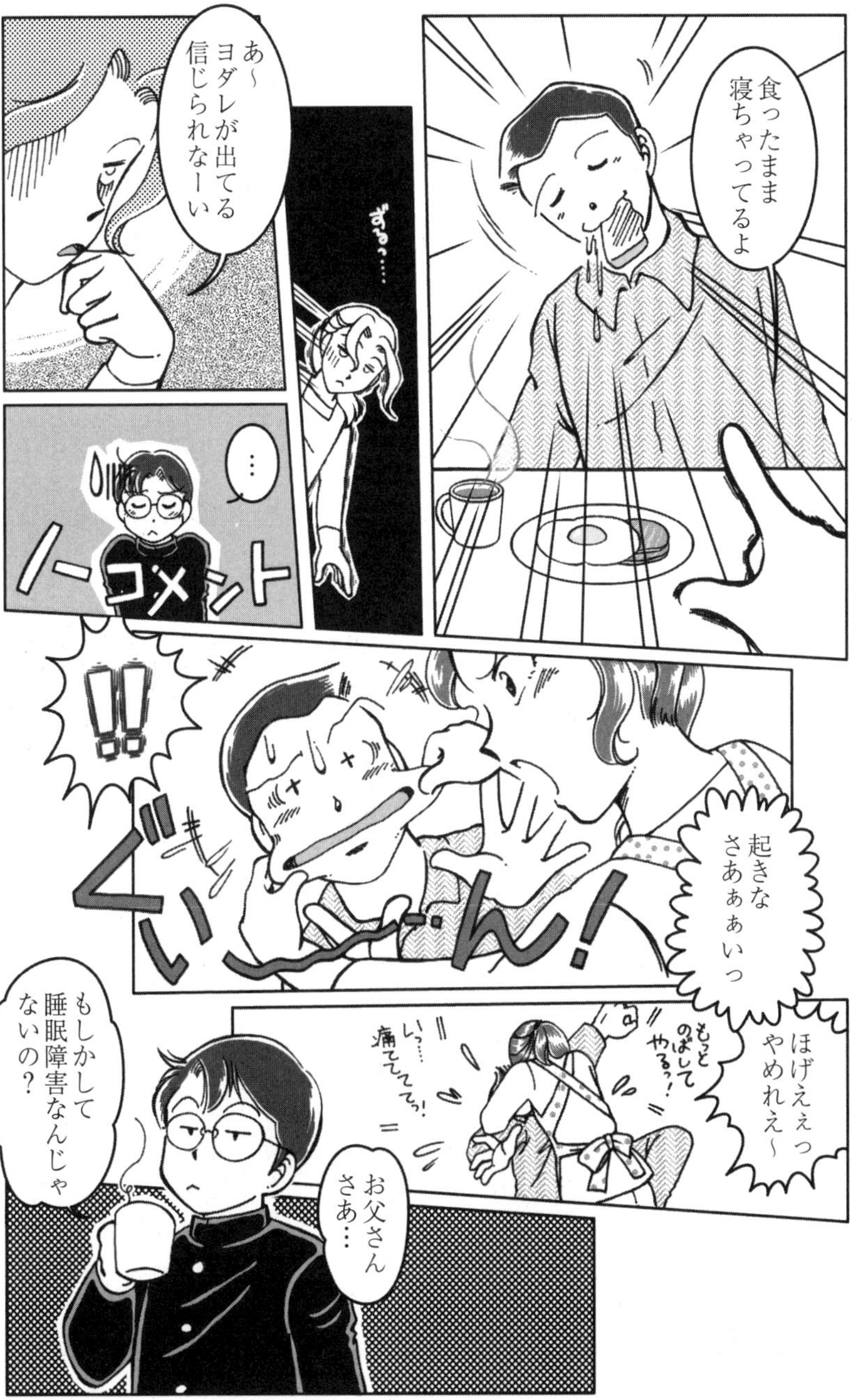
食ったまま寝ちゃってるよ
ずるっ……
あ～ヨダレが出てる信じられなーい
…
ノーコメント
!!
ぐい～ん!
起きなさあぁぁいっ
ほげえぇっやめれえ～
もっとのばしてやるっ!
いっ…痛てててて!
お父さんさあ…
もしかして睡眠障害なんじゃないの?

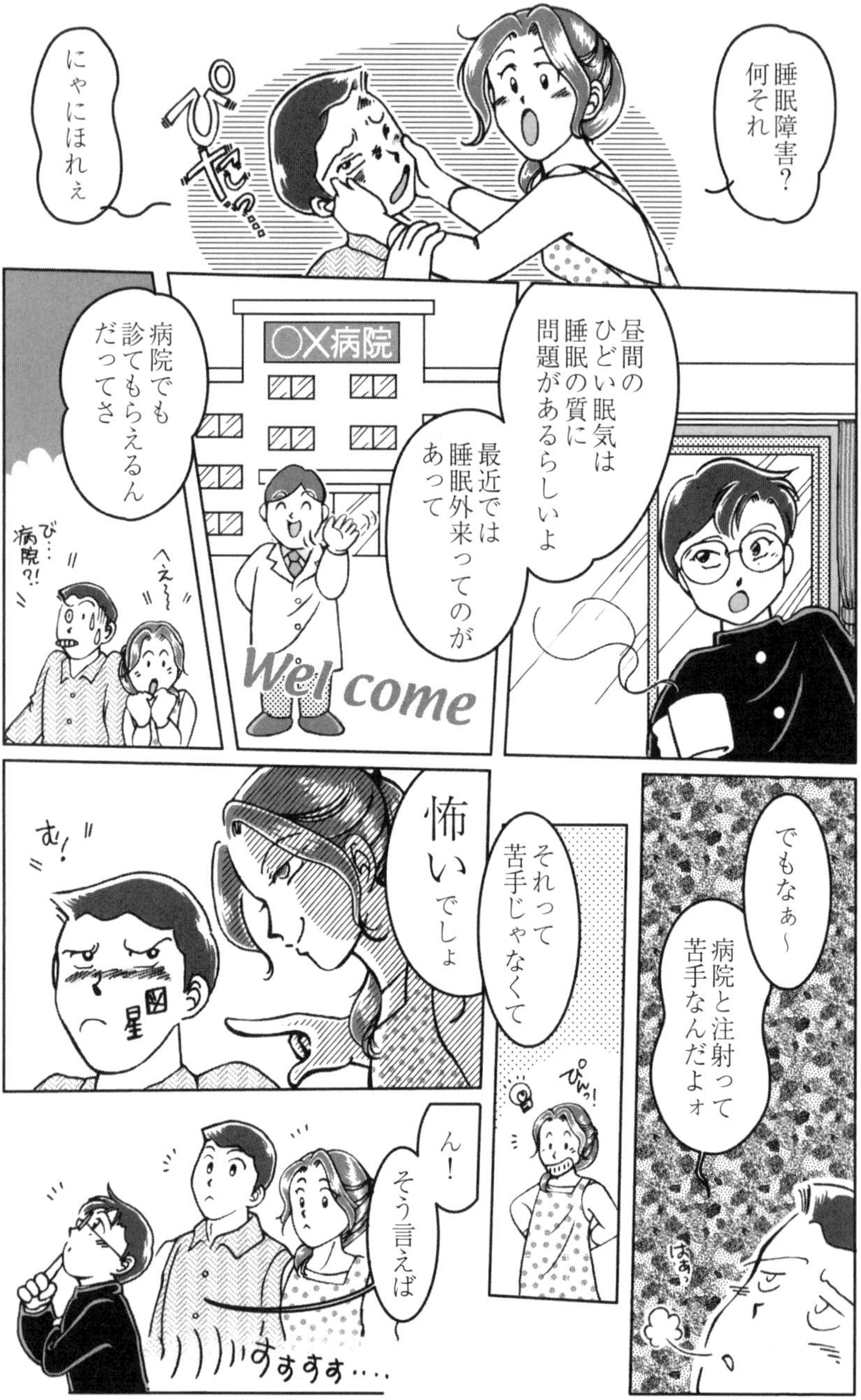
睡眠障害? 何それ
ぴゃっ
にゃにほれぇ
昼間のひどい眠気は睡眠の質に問題があるらしいよ
最近では睡眠外来ってのがあって
病院でも診てもらえるんだってさ
○×病院
Wel come
へぇ～
び…病院?!
でもなぁ～
病院と注射って苦手なんだよォ
はぁっ
怖いでしょ
それって苦手じゃなくて
ぴんっ!
む!
ん! そう言えば
すすすす….

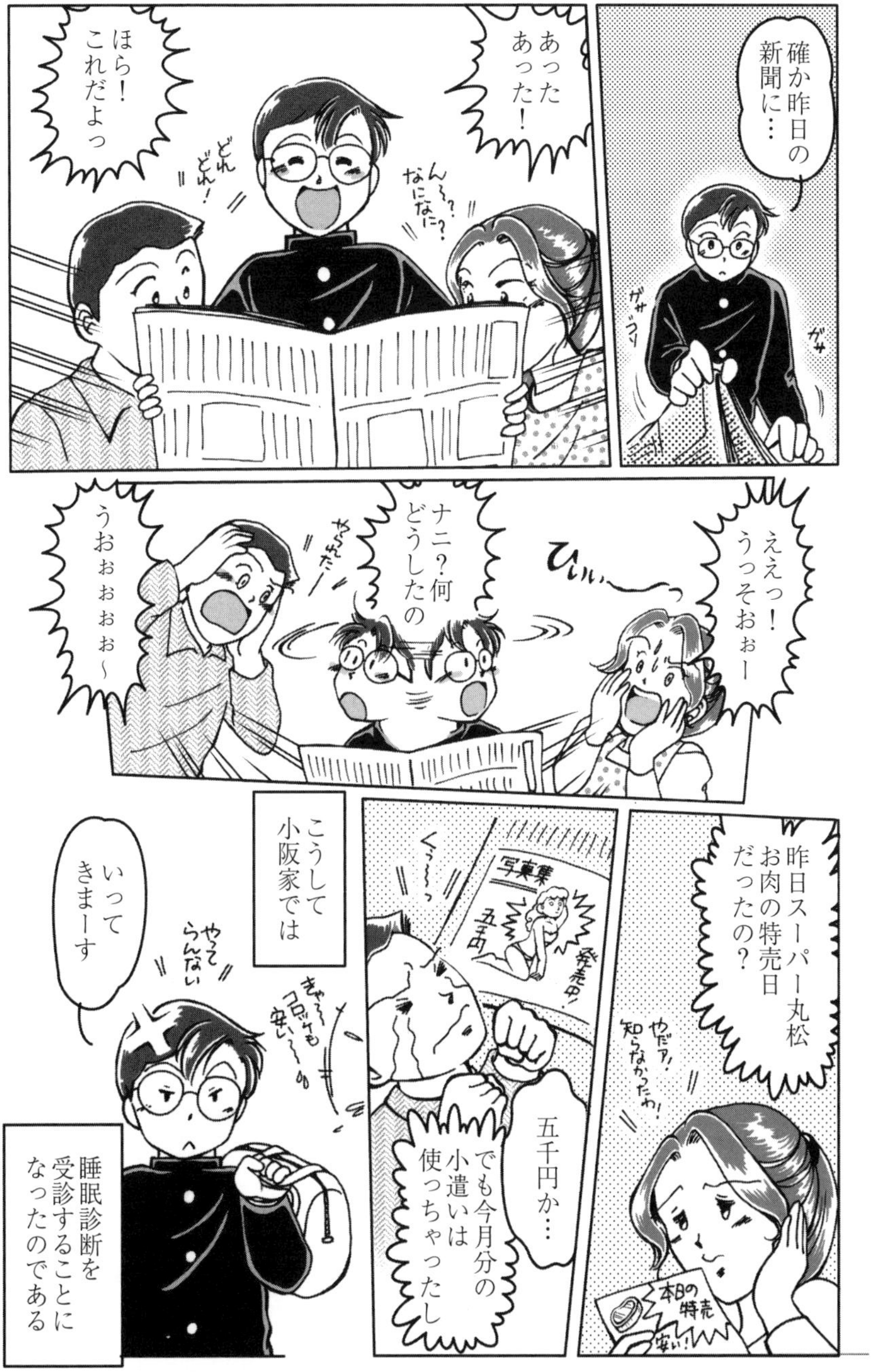
確か昨日の新聞に……
ガサ
ガサゴソ
あったあった!
ほら!これだよっ
どれどれ!
ん〜?なになに?
ええっ!うっそぉぉー
ひぃぃ〜
ナニ?何どうしたの
やられた〜!
うおぉぉぉぉ〜
昨日スーパー丸松お肉の特売日だったの?
やだア!知らなかったわ!
本日の特売
安い!
写真集
五千円
発売中!
くぅ〜っ
五千円か……
でも今月分の小遣いは使っちゃったし
こうして小阪家では
いってきまーす
やってらんない
きゃ〜コロッケも安い〜
睡眠診断を受診することになったのである

1．睡眠とはなんでしょう？

人間が生きていくうえで、必要不可欠なのが「睡眠」です。実に、人生の約3分の1を眠っていることにあなたは気づいていますか。

１９６０年代から高度経済成長を遂げ、先進国となった日本は、社会全体が昼も夜もなく働き続けています。深夜でも煌々《こうこう》とライトアップされ、24時間、年中無休で都市が動いています。夜も明々と蛍光灯がついたコンビニエンスストアがあり、家にいてもケーブルテレビやインターネットと昼夜かまわず1日中楽しめる環境……子供も大人も、生活がどんどん夜型になるのは当然のことです。

これだけ明るいということは、本来暗くなったら眠りにつく習性である人間のリズムを狂わせることになります。いつまでも寝つけず、睡眠時間は短くなる一方。この24時間社会のせいで、あなたは眠れなくなっているのです。

この40年で私達の睡眠時間はどんどん短くなっています。１９６０年には平均8時間以上はあった睡眠時間が、２００５年には7時間22分と減少しました。また、眠りにつく時刻も遅くなっています。夜10時に眠りについている人は、１９６０年には6割以上いたのに、２００５年にはたったの24％になってしまいました。もちろん、夜型人間が増えたと

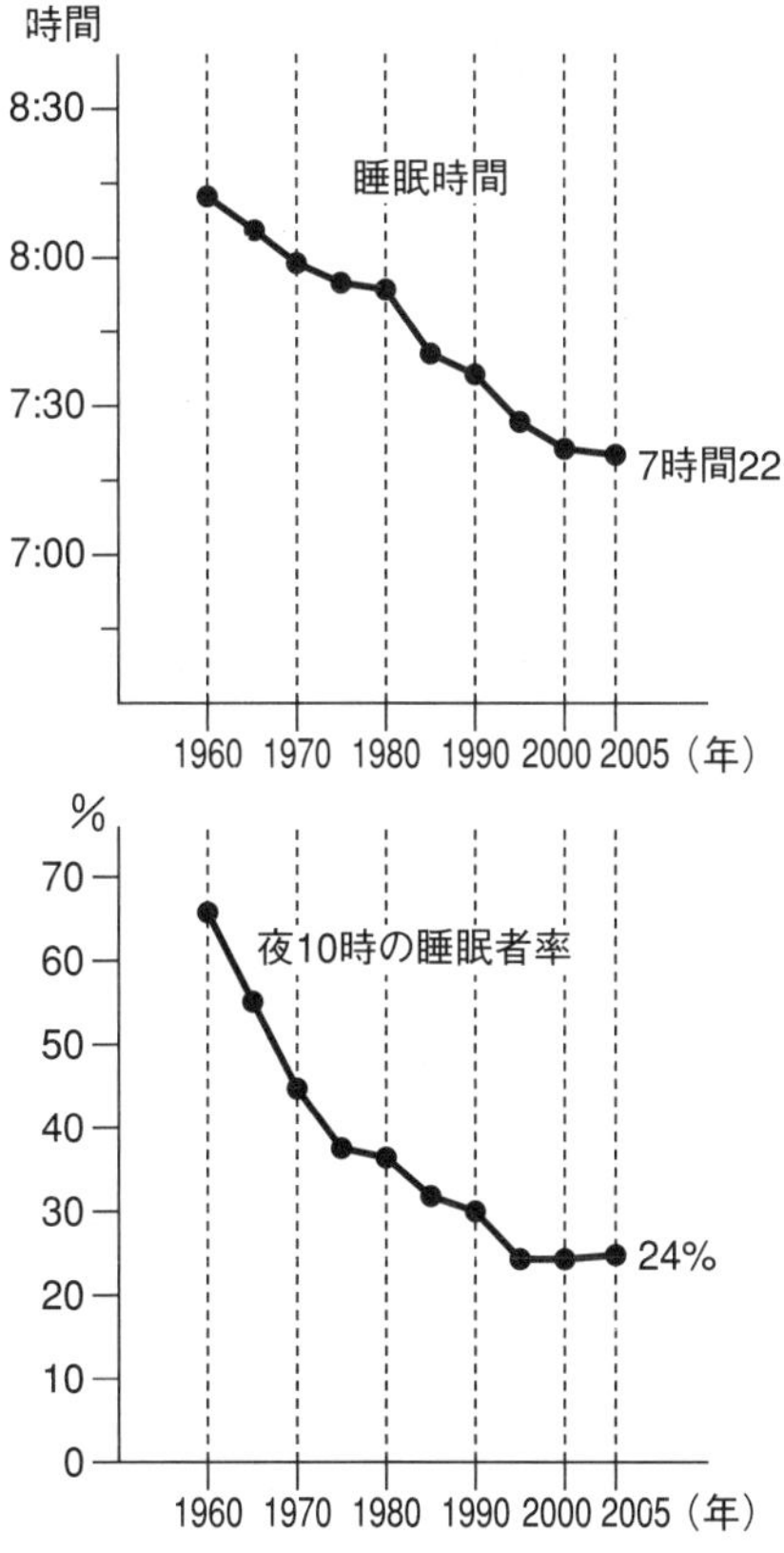

図1　日本人の睡眠時間の短縮化と夜型化
「データブック国民生活時間調査2005」NHK 放送文化研究所編参考

いうだけでなく、勤務形態の問題も関係しています。日本では10人に１人が深夜勤務で、３人に１人が交替制勤務という現実があります。夜、眠らずに働く人も決して少なくありません。

では、世界各国と比べるとどうでしょうか。残念ながら、日本人の睡眠時間の短さは突出しています。欧米諸国の平均睡眠時間が８時間を超えている中、日本は７時間台……。国民全体が睡眠時間を犠牲にして生活しているのが今の日本です。

ちなみに、巻頭カラーページ写真はＮＡＳＡが撮影した衛星写真です。これを見ると、夜でも日本がいかに明るいかがよくわかるでしょう。日本以外でも、韓国やインドなどの都市部は明るく写っています。韓国は日本についで２番目に睡眠時間の短い国です。この明るさは経済成長の度合いだけでなく、睡眠時間の短さを表しているともいえそうです。

２．日中の活動と睡眠

そもそも人間は太陽とともに活動してきました。朝は日の出とともに起きて、日中に活動し、日が沈むとともに休んで眠ります。眠気はこのリズムに連動していて、深夜２～４時にもっとも眠気が強くなります。眠気が強くなると、集中力が低下し、ミスを犯しやすくなります。

実際に、この時間帯には大きな交通事故や産業事故が多発していることが報告されています。1979年にアメリカ・ペンシルバニア州で起きたスリーマイル島原発事故、1984年に起きたインド・ボパールでの化学物質漏洩事故、1986年に起きたウクライナ(当時のソ連)・チェルノブイリ原発事故……多くの人が被害を受けた、これらの大規模な産業事故には共通点がありました。なんと、すべてが深夜1～4時の間に事故が起きているのです。そう、これはまさに、眠気のピークが訪れる時間帯。身体本来のリズムを無視したままでは、取り返しのつかない悲惨な事態を招く可能性が高いことを知っておいてほしいのです。

ところで、人間の身体にとって、なぜ睡眠が必要なのでしょうか。例えば睡眠をしっかりとることで、身体の免疫機能が高まります。ウイルスや細菌と闘うためには、無駄にエネルギーを使わず、ぐっすり眠ることがいちばんなんです。深い睡眠をとることで、身体が受けたダメージや疲労をきっちり修復させて、早く元気に復活できるようメンテナンスとエネルギー補給をしてくれるのです。

睡眠不足になると、なんだか体調が悪くなりますよね？ これは、睡眠中に行なわれるはずのメンテナンスが行なわれなかったせいと考えられます。「寝ている時間なんかない。多少の睡眠不足は気合で乗り切れる」などと、本来眠っているはずの時間帯に仕事をしていると、身体はどんどん弱っていく一方です。睡眠を軽んじていてはいけません。アイドリングができていないのに、車がスムーズに走り出すわけがありません。なんとか走り出すことができたとしても、故障やトラブルで止まってしまうのと同じことなのです。

本書では睡眠についての身近な問題を最新の知識で紹介していきます。本書を読むことで、睡眠に対する価値観は大きく変わるはず。この気づきがいちばん大切なのです。

3. 睡眠外来を知っていますか？

もし、イビキがひどいと指摘されたり、日中に強い眠気を感じたり、眠っても疲れがとれないと思い始めたら、一度睡眠専門のクリニックあるいは医療機関を受診してみましょう。睡眠と身体の関係に着目した「睡眠外来」が、全国でも増えてきています。

「病院は病気になってから行くところでしょ？　たかが睡眠ごときで……」と思った方、大間違いです。睡眠のトラブルや悩みは、健康を考えるうえでのもっとも根本的な問題点です。これを専門に診ている医師がいます。専門医に相談して原因がわかれば、対処法も見つかるはずです。いつまでも元気に過ごすためにも、睡眠をおろそかにしないことです。

原因がわからなかった体調不良が、睡眠外来を訪れ、睡眠を改善したことで治っていくケースもあります。例えば、夜間に何度もトイレへ行きたくなる人が内科、泌尿器科、精神科、心療内科など、たくさんの診療科を訪れて、原因がわからなかったが、実は睡眠障害が原因になっていたことが睡眠外来にきて初めてわかったという例もありました。

時間に追われる現代人は睡眠を軽視しがちですが、報告によると3人に1人が現在の睡眠環境に不満をもっています。もっと満足のいく睡眠をとりたいと願っている人が非常に多いのです。ところが不足しているのは、睡眠の知識です。正しい睡眠の基礎知識を身に付け、さらにそれを実践してほしいと思い本書を作りました。

睡眠が健康の要であり、元気の源であることを考えながら、読み進めてください。

2章　朝陽を浴びて

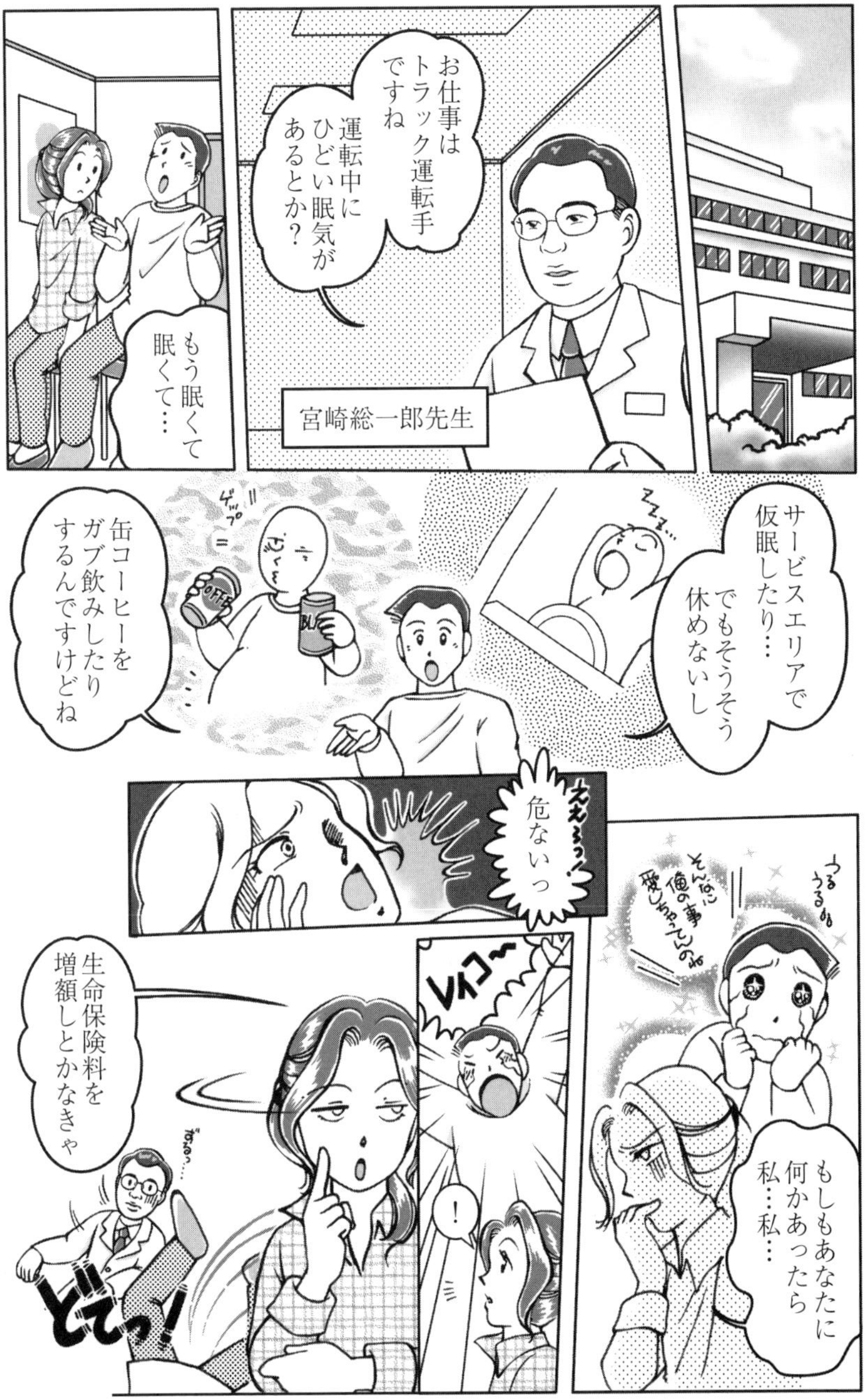
お仕事は
トラック運転手
ですね
運転中に
ひどい眠気が
あるとか？
宮崎総一郎先生
もう眠くて
眠くて…
サービスエリアで
仮眠したり…
でもそうそう
休めないし
缶コーヒーを
ガブ飲みしたり
するんですけどね
危ないっ
そんなに俺の事愛しちゃってんの
うるうる
もしもあなたに
何かあったら
私…私…
レイコ～
!
生命保険料を
増額しとかなきゃ
どてっ!

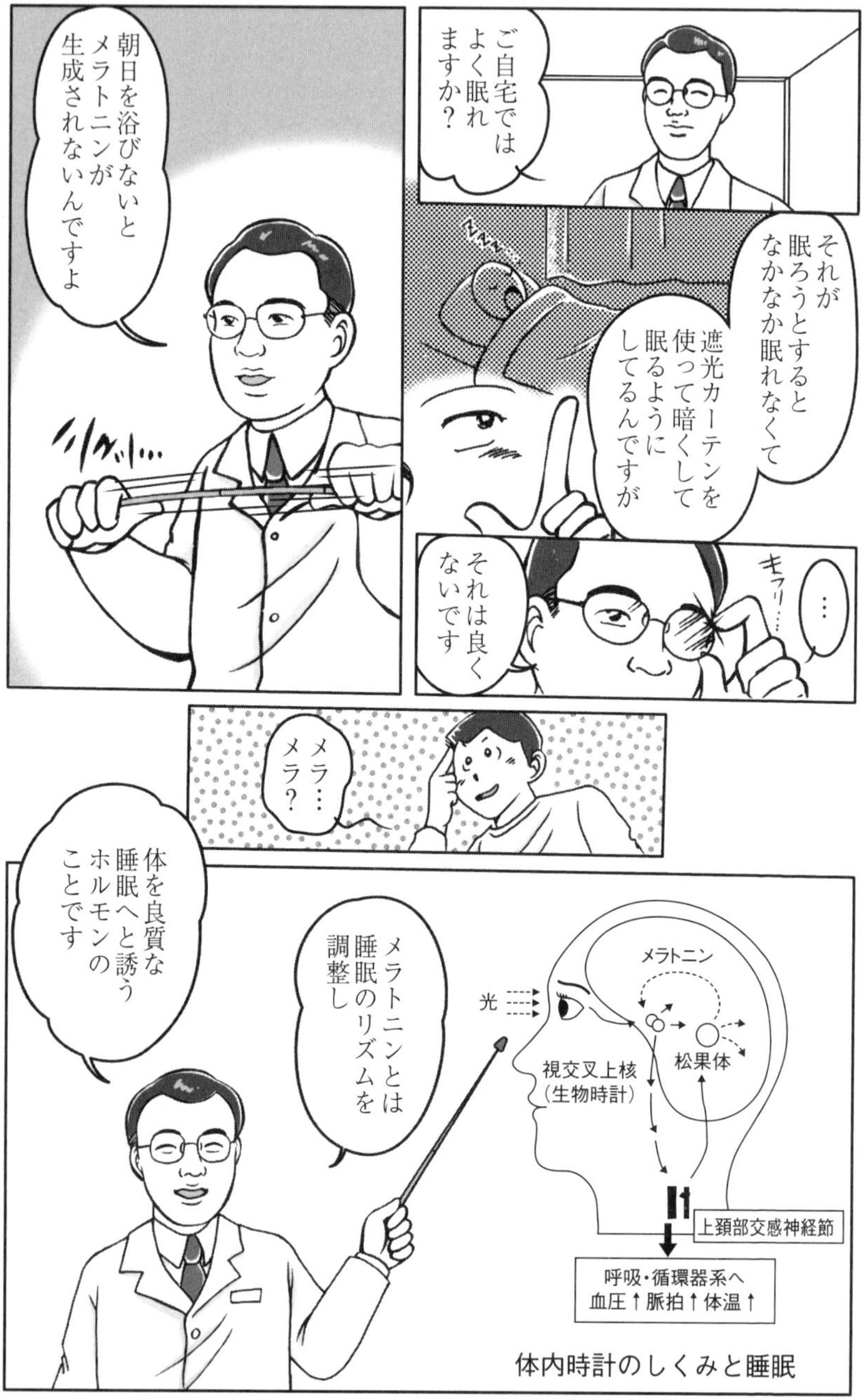
ご自宅ではよく眠れますか？
それが眠ろうとするとなかなか眠れなくて
遮光カーテンを使って暗くして眠るようにしてるんですが
…
キラリ…
それは良くないです
朝日を浴びないとメラトニンが生成されないんですよ
メラ…メラ？
体を良質な睡眠へと誘うホルモンのことです
メラトニンとは睡眠のリズムを調整し
光
メラトニン
視交叉上核（生物時計）
松果体
上頸部交感神経節
呼吸・循環器系へ
血圧↑脈拍↑体温↑
体内時計のしくみと睡眠

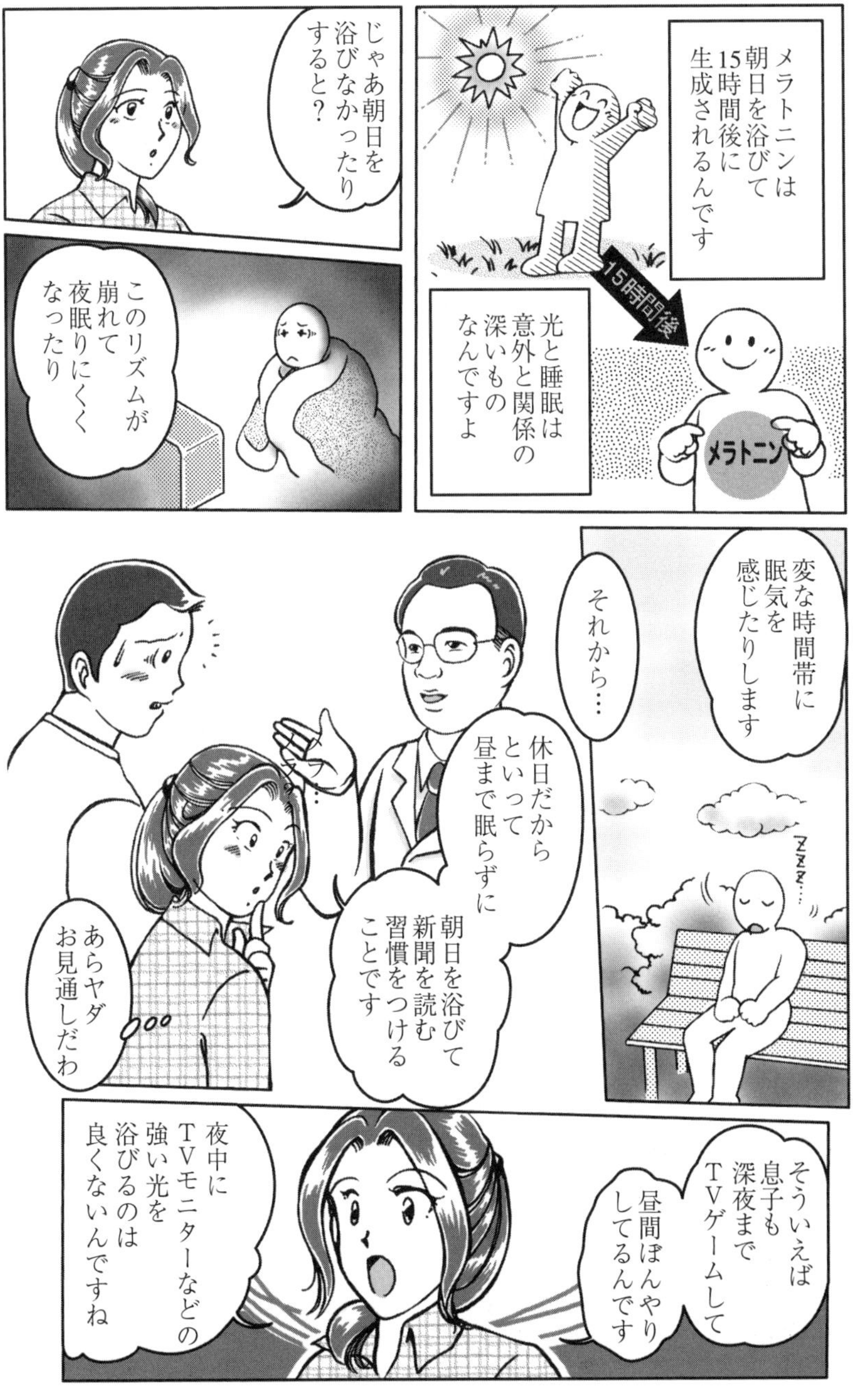
メラトニンは朝日を浴びて15時間後に生成されるんです
15時間後
メラトニン
光と睡眠は意外と関係の深いものなんですよ
じゃあ朝日を浴びなかったりすると？
このリズムが崩れて夜眠りにくくなったり
変な時間帯に眠気を感じたりします
ZZZ…
それから…
休日だからといって昼まで眠らずに
朝日を浴びて新聞を読む習慣をつけることです
あらヤダお見通しだわ
そういえば息子も深夜までTVゲームして昼間ぼんやりしてるんです
夜中にTVモニターなどの強い光を浴びるのは良くないんですね

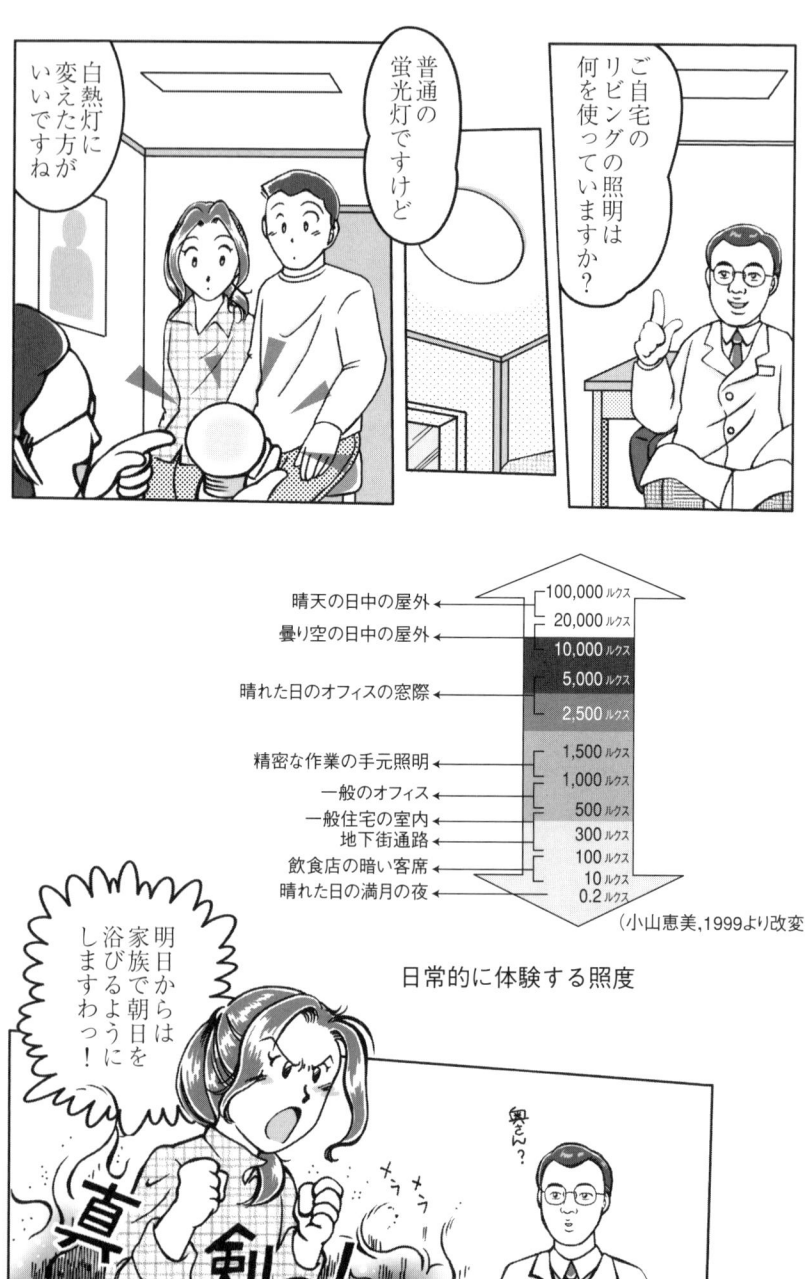

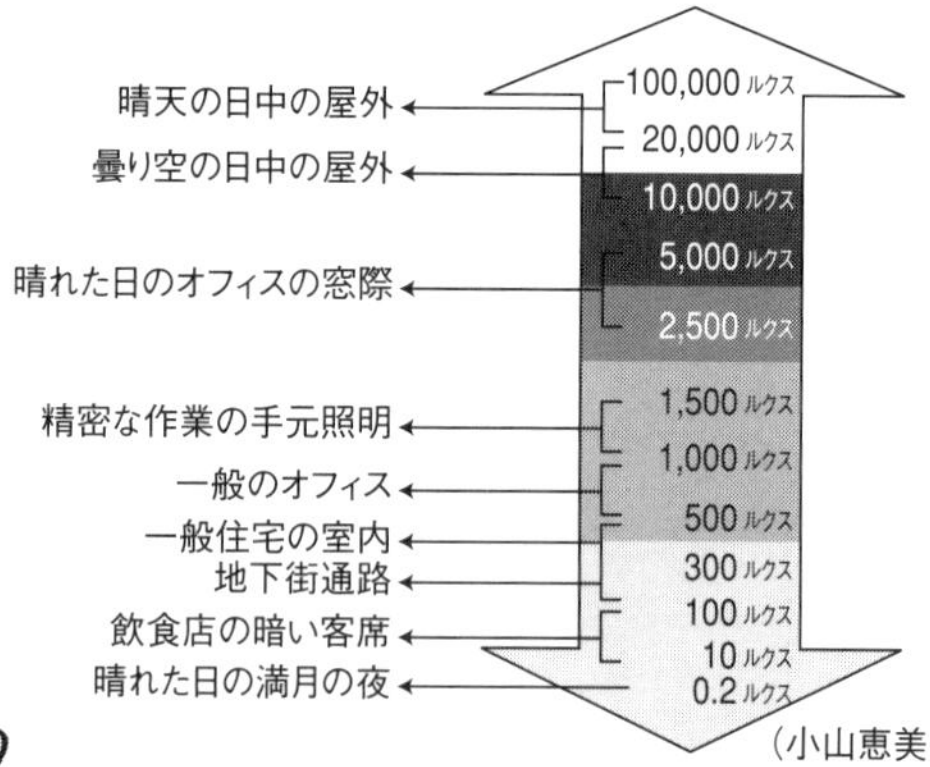

(小山恵美,1999より改変)

日常的に体験する照度

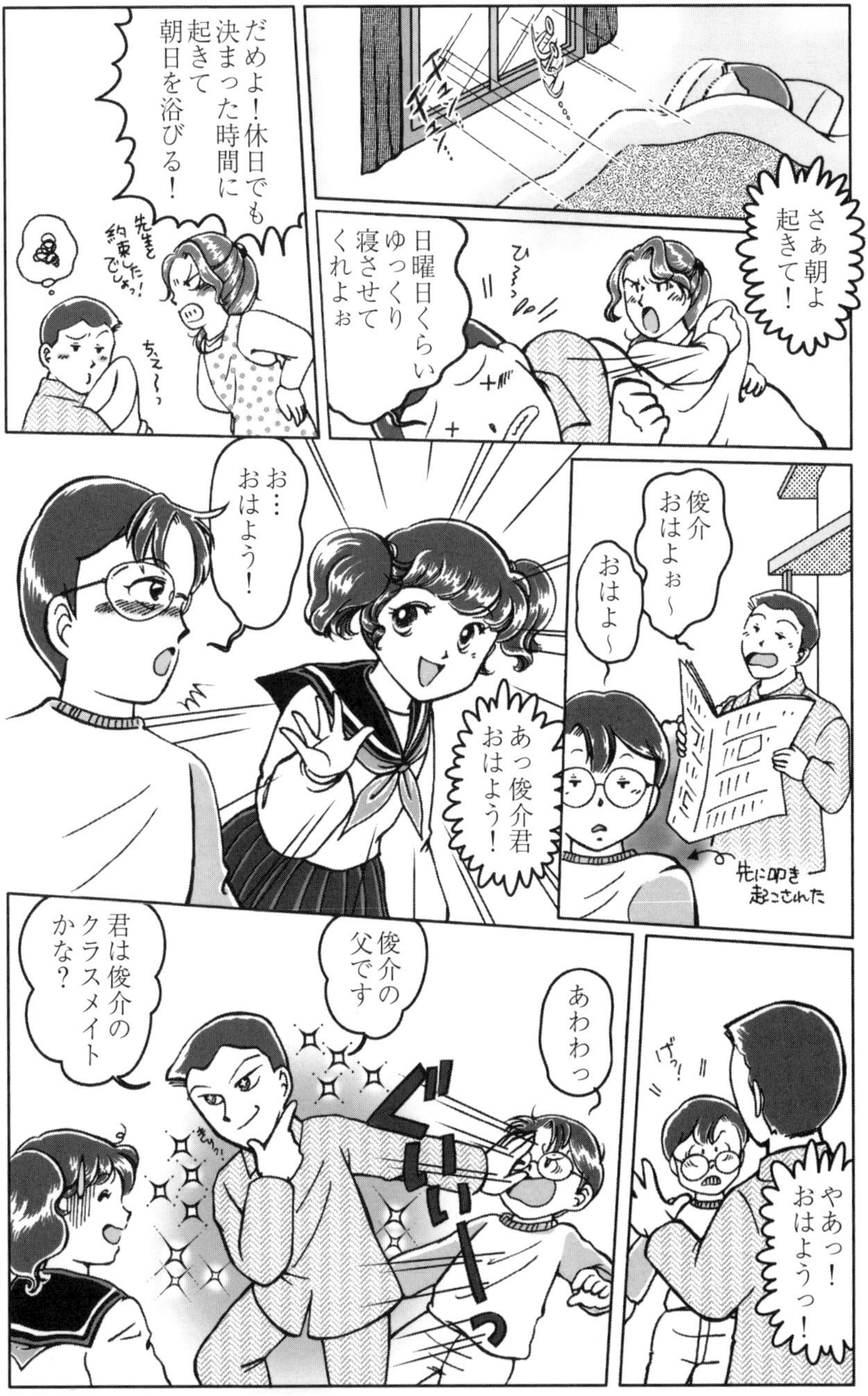
さぁ朝よ起きて！
日曜日くらいゆっくり寝させてくれよぉ
だめよ！休日でも決まった時間に起きて朝日を浴びる！
先生と約束したでしょっ！
ちぇ〜っ
俊介おはよぉ〜
おはよ〜
あっ俊介君おはよう！
先に叩き起こされた
お…おはよう！
やあっ！おはようっ！
げっ！
あわわっ
俊介の父です
君は俊介のクラスメイトかな？

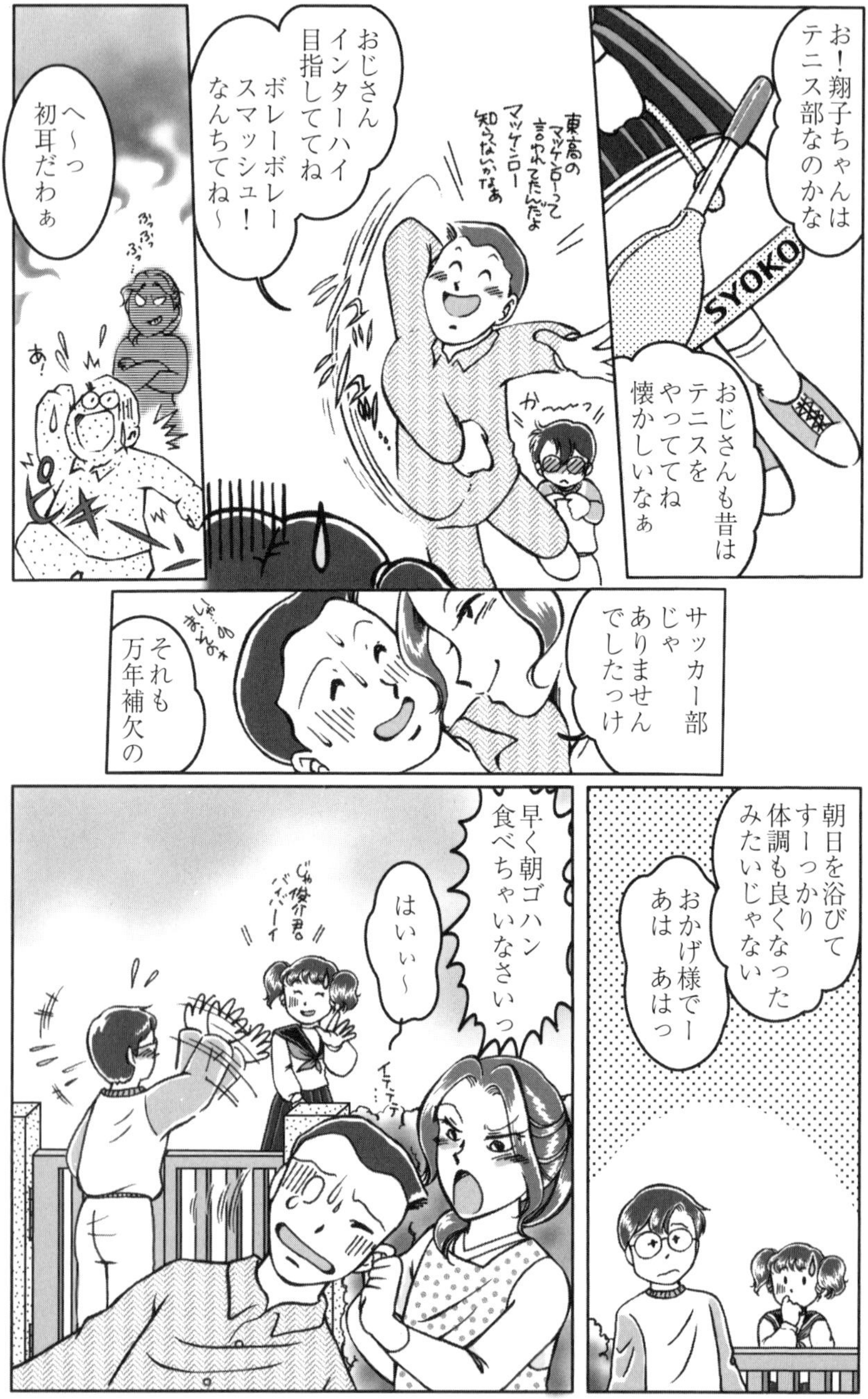

お！翔子ちゃんはテニス部なのかな
SYOKO
おじさんも昔はテニスをやっててね懐かしいなぁ
東高のマッケンローって言われてたんだよ
マッケンロー知らないかなぁ
か～～っ
おじさんインターハイ目指しててねボレーボレースマッシュ！なんちてね～
へ～っ初耳だわぁ
ぷっぷっぷっ
あ！
サッカー部じゃありませんでしたっけ
それも万年補欠の
朝日を浴びてすーっかり体調も良くなったみたいじゃない
おかげ様でーあは　あはっ
早く朝ゴハン食べちゃいなさいっ
はいぃ～
じゃ俊介君バイバーイ
イテテテ

1．太陽光を浴びるだけで

睡眠の質やリズムに関係しているのは「ホルモン」です。ホルモンとは、体内の内分泌腺で生成されるごく微量の化学物質のこと。これらが血液によって体中に運ばれ、様々な臓器に作用することで、人はバランスをとっています。

なかでも、もっとも睡眠と関係が深いのが「メラトニン」というホルモンです。メラトニンは脳の松果体《しょうかたい》から分泌されるホルモンで、朝起きて光を浴びてから約15～16間後に分泌される性質があり、分泌されると体温が低下し、徐々に眠気を誘う催眠作用があります。この性質を利用して、光を浴びることで睡眠と覚醒の時間帯を調節し、太陽光に合わせて体内時計をリセットしているのです。

そもそもメラトニンは光に左右される性質があります。朝起きたときに太陽光を充分に浴びないと、メラトニンは出にくくなり、眠りにつくのも遅くなってしまいます。また、メラトニンはもともと夕方暗くなると分泌が始まり、深夜に向かって高まる性質をもっています。そこで、夕方から夜に、強い光を浴びると、覚醒している昼の時間が延びたことになり、それだけ眠気が出てくる時間帯が遅くなります。

では、睡眠リズムのコントロールに、太陽光を浴びることがどれくらい効果をもたらすのか、2つのケースをご紹介しましょう。

1つは、入院している高齢の患者さんたちの例です。入院前は必ず外に出て、太陽光を浴びていたのに、入院後は外出することができず、病室に閉じこもりがち。入院してしばらくすると、不眠を訴える人が非常に多くなります。そこで、太陽光と同レベルの照度の光を昼間に浴びる高照度療法を行なったところ、ほとんどの人が夜もぐっすり眠れるようになりました。高照度の光を昼間にしっかり浴びることで、メラトニンの分泌が増えたことを証明しています。

もう1つは、ある20代男性のケースです。彼は昼間にひどい眠気が襲ってきて、仕事に支障をきたしていました。※ナルコレプシーといった眠りの病気を心配して受診しました。

睡眠外来では、まずは睡眠日誌（図3）をつけ

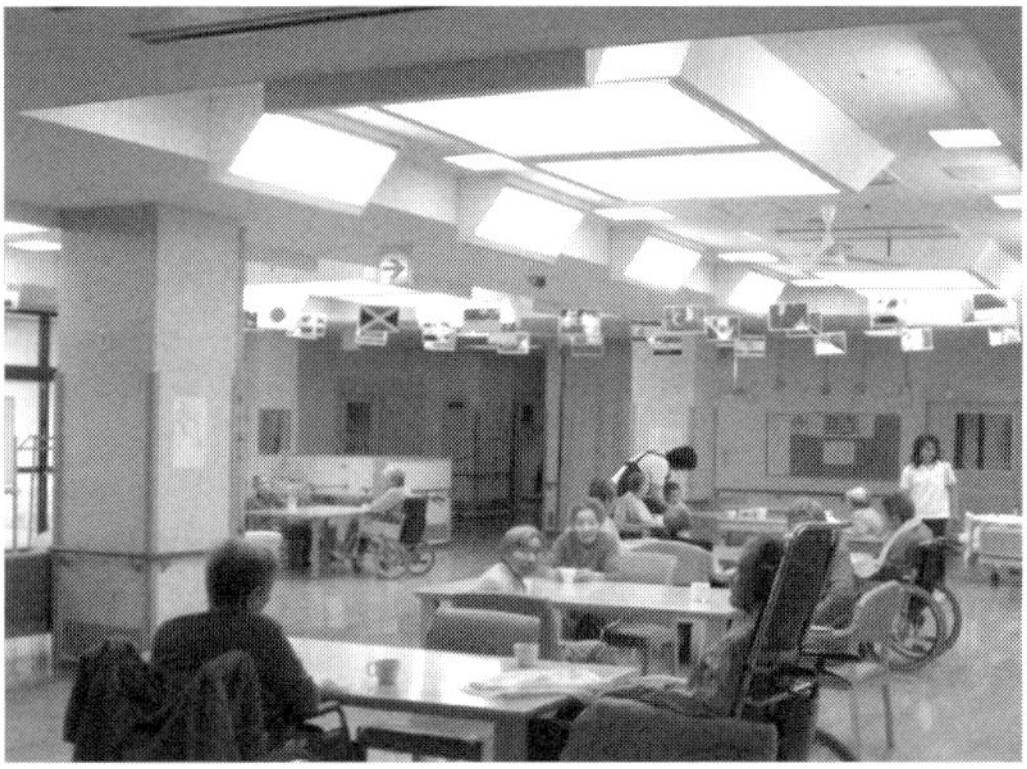

図2　高齢者病棟患者の照明設備による補光のようす
（社会福祉法人 青祥会 坂田メディケアセンター・米原市）

※ナルコレプシー＝起きている時間帯に自分では抑えられない眠気が繰り返し起こる睡眠障害

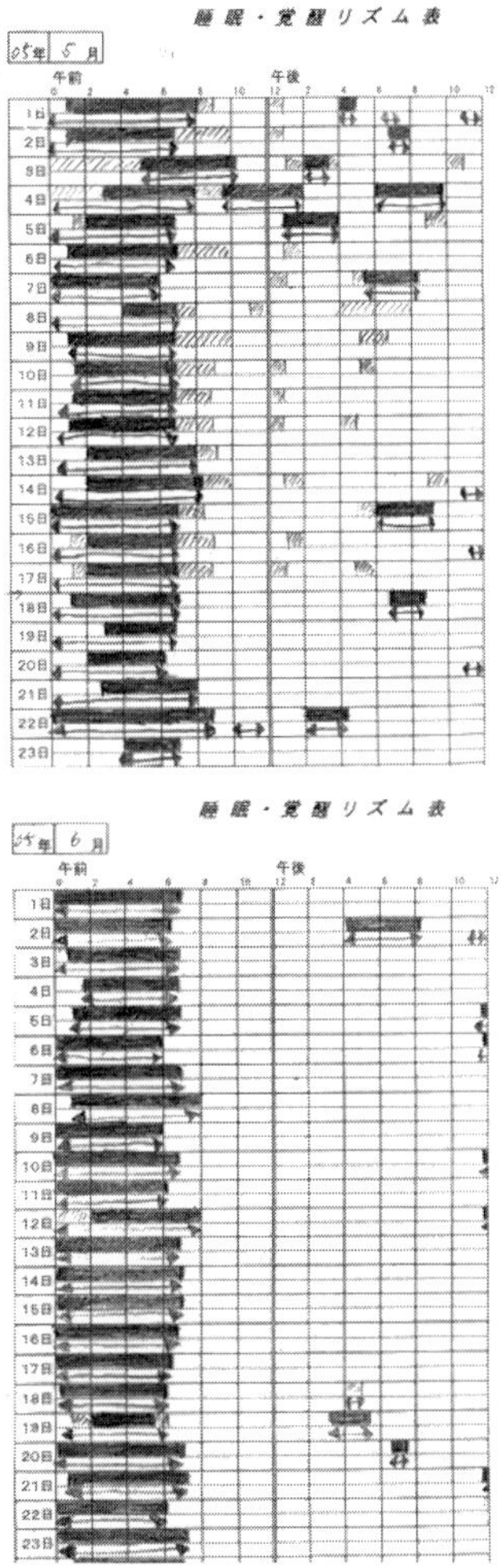

図3　睡眠日誌の例

治療前（上）と比べ治療後（下）は入眠起床時間がそろっている.

て、1日の睡眠時間と眠くなった時間（斜線部）をすべて書き込んでもらいました。また、彼は、部屋の窓には遮光カーテンをつけていたのですが、それを開けて寝てもらいました。さらに午前12時前には寝るように約束してもらいました。朝起きたときには必ず朝日を浴びるよう外で新聞を読んでもらいました。治療はたったのこれだけです。1ヵ月で昼間のひどい眠気は全くなくなり、入眠起床時間もそろってきました。朝日を浴びることで寝つきがよくなり睡眠時間が増えたので睡眠不足がなくなり、昼間のひどい眠気がなくなったのです。早起きして朝日を浴びることが寝つきをよくし、快眠につながります。

2.　理想的な光の強さと種類について

睡眠を誘うホルモンのメラトニンを分泌させて、体内時計をきちんとリセットするためには、どのくらいの明るさの光をどのように浴びたらいいのでしょうか。

まず、朝起きたときには太陽光をしっかり浴びること。2500ルクス以上の光を浴びることで、体が覚醒します。日中は30分でもいいので、外に出ることをオススメします。昼の間に光をたくさん浴びておけば、夜になってメラトニンが増えるので、睡眠の質が向上します。

晴れた日の屋外であれば、2万～10万ルクスの照度になり、曇っていても1万～2万ルクスはあるので、とにかく外に出て、太陽光を浴びれば充分です。昼はできるだけ日光を浴びる時間を増やす工夫を心がけましょう。会社勤めの人も昼食を外で食べたり、近くの公園や屋上などで過ごす時間を作りましょう。

また、屋内でも、窓際には日光が入りやすく、2500～5000ルクスもあるのです。いわゆる窓際族の人は、社内では閑職に追いやられているかもしれませんが、日光のおかげでよい睡眠がとれ、身体は元気になれるはずです。もし日光のあたらない部屋に追いやられるとさらに、元気がなくなりますのでご注意下さい。

夕方から夜にかけては、暗目の照明にします。就寝が近づくにつれて徐々に暗くしていくと、よりスムーズに入眠することができます。

また、明るさだけではなく、光の種類も大切です。光は、その波長によっていろいろな種類に分けられます。夜間は、明るい蛍光灯よりも白熱灯のように、オレンジ色に見える照明がベターです。メラトニンの分泌を妨げるのは、蛍光灯に多く含まれる青白い光ですから、家の中の照明は白熱灯や電球色蛍光灯がよいでしょう。ちなみに太陽光は白色光で、すべての波長がほぼ均等に含まれています。蛍光灯は波長の短い青白い光が多く含まれていて、白熱灯には赤やオレンジの波長の長い光が含まれています。

朝起きたときや日中にたくさん浴びるべきは、太陽光や蛍光灯の光。そして夕方から夜は、白熱灯にスイッチしていくと、メラトニンの分泌を妨げられずにスムーズに眠りにつけます。

3．日本の夜は明るすぎる

夜に、24時間営業のコンビニエンスストアやスーパーへ行くと、照明は蛍光灯で、陳列棚もそれぞれのライトが照らしていて、店内が異常なほどに明るいですね。この明るさが人間の身体に悪い影響を及ぼします。

あるビジネスマンが、単身赴任で毎週最終便で大阪に戻るとき、新幹線で帰ると寝つきが悪いが、飛行機だと寝つきがよいと言っていました。新幹線の車内も明るい蛍光灯照明ですが、飛行機の夜間便は機内を暗くしているのが、寝つきを左右していたのでしょうか。

しかし、問題はコンビニや新幹線だけではありません。もっとも長い時間を過ごす家庭の照明が、実は明るすぎるのです。欧米の家庭のリビングには照明が複数あります。これらは、壁を照らすライトやスタンドのライトなどで、白熱灯によるやわらかい間接照明が基本です。日本人が訪れると、ほとんどの人が暗いと感じるほど、照明が控えめなのです。

これに対して、日本は直接照明が主流です。リビングの照明は大きな蛍光灯が天井の真ん中にあり、部屋全体を煌々《こうこう》と明るく照らしているのです。

この日本の家庭に多いタイプの天井の蛍光灯は、明るさが500〜700ルクス程度あります。テレビをつけるとさらに明るくなります。最近の研究で、300ルクスの光でも続けて長く浴びているとメラトニン分泌が抑制され、体内時計が後ろにずれることがわかりました。つまり、自分の家でくつろいで過ごしていても、明るすぎる光によって眠りにくい状況になり、睡眠時間が減ったり、睡眠の質そのものが低下してしまうのです。夜は100〜200ルクス程度に抑えるのがよいでしょう。

ちなみに、夜のコンビニやスーパーの店内は1500〜1800ルクスあります。街灯や月明かりの明るさは30ルクス以下です。どれだけ明るいかが一目瞭然でしょう?

こうした睡眠のメカニズムの研究が進み、今では快適な睡眠環境のための製品も数多く販売されています。

タイマーをセットしておけば、起床30分前から徐々に明るくなって、心地よい目覚めを導くという照明器具（図5）や、徐々に照度が落ちていき、自然と眠りを誘う照明器具もあります。

今後は、人間の基本的な活動リズムに合わせた家庭用品がたくさん出てくることでしょう。現代社会では、生活スタイルを変えるのは容易なことではありません。だからこそ、睡眠環境を整えてくれる製品をうまく活用して、少しでも睡眠の質を向上しましょう。

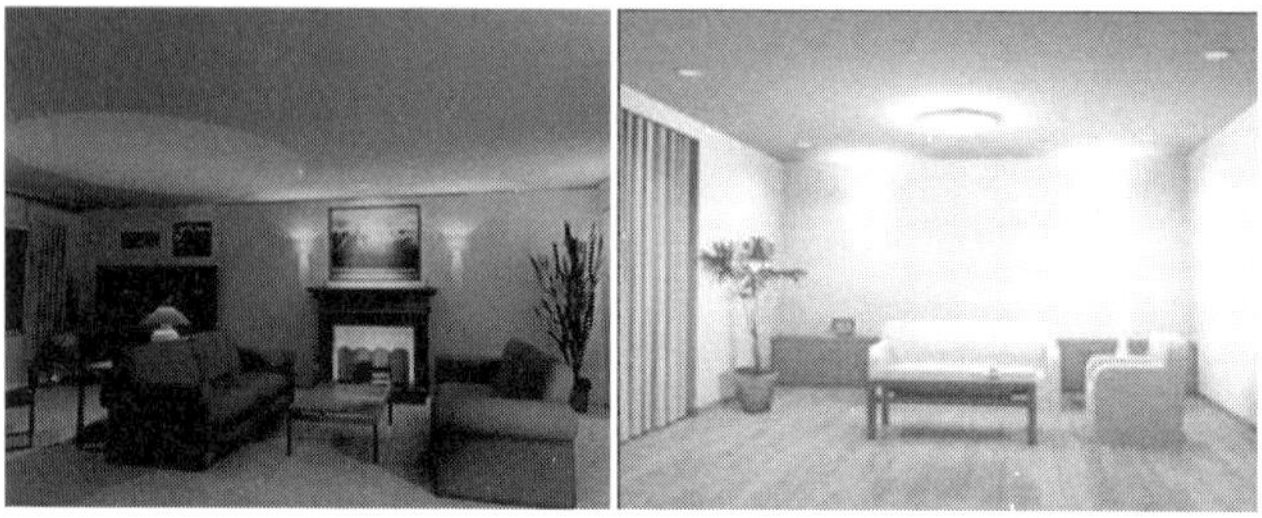

欧米のリビング　　　　日本のリビング

図4　日本と欧米の住宅照明

松下電工株式会社ホームページより転載（右）

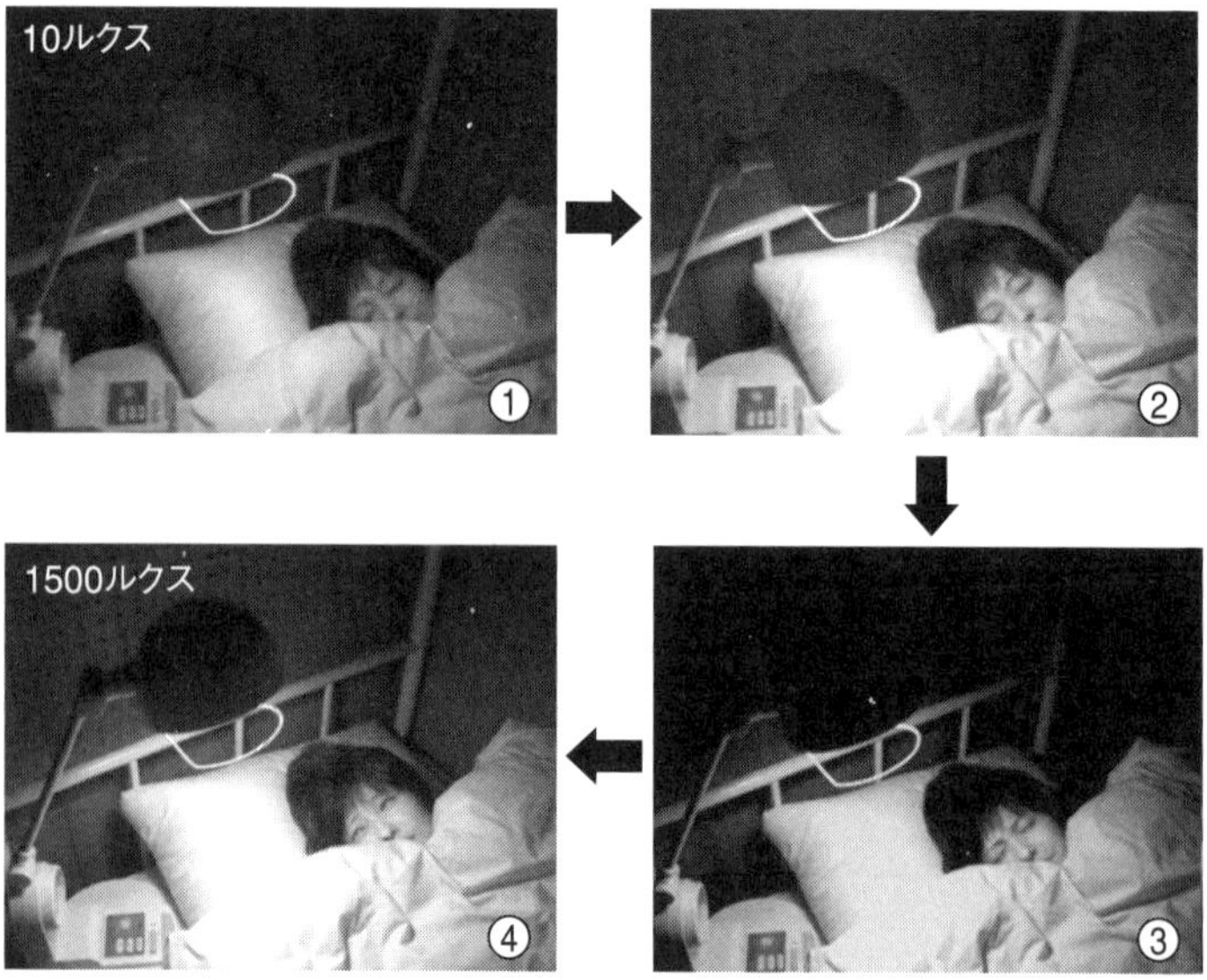

図5　自動で照度調整をする照明器具

松下電工おめざめライト

4．寝室環境を変える

睡眠に関して、光や照明がいかに重要であるか、詳しく説明してきました。ここで、さらに一歩進んだ睡眠環境改善計画をオススメします。寝室を思い切って変えてみるのです。というのも、睡眠障害の原因は様々で、寝室の環境があまりよくないケースもたくさんあるからです。

まず、朝にまったく光が入らない部屋は目覚めが悪くなります。太陽光がしっかり取り込める方角の部屋を寝室にするとよいでしょう。東あるいは東南の部屋がベストです。遮光カーテンはやめて、薄手で光を通すカーテンを選ぶことです。

また、暑すぎず寒すぎず、乾燥しすぎない、ほどよい温度と湿度も寝室の必須条件です。快眠の決め手は理想的な体温の変化であることに着目して、開発された画期的なエアコンもあります。このエアコンには「身体《からだ》の深部温度が低くなると眠くなり、逆に高くなると覚醒しやすくなる」という身体のメカニズムを利用した、自動温度設定「快眠プログラム」がついているのです。上下約2℃の範囲で、入眠時は徐々に温度を下げ、覚醒時には温度を上げていく、V字型の温度勾配が設定されています。睡眠の導入と覚醒に最適な温度を保ち、快適な環境を作ってくれるでしょう。

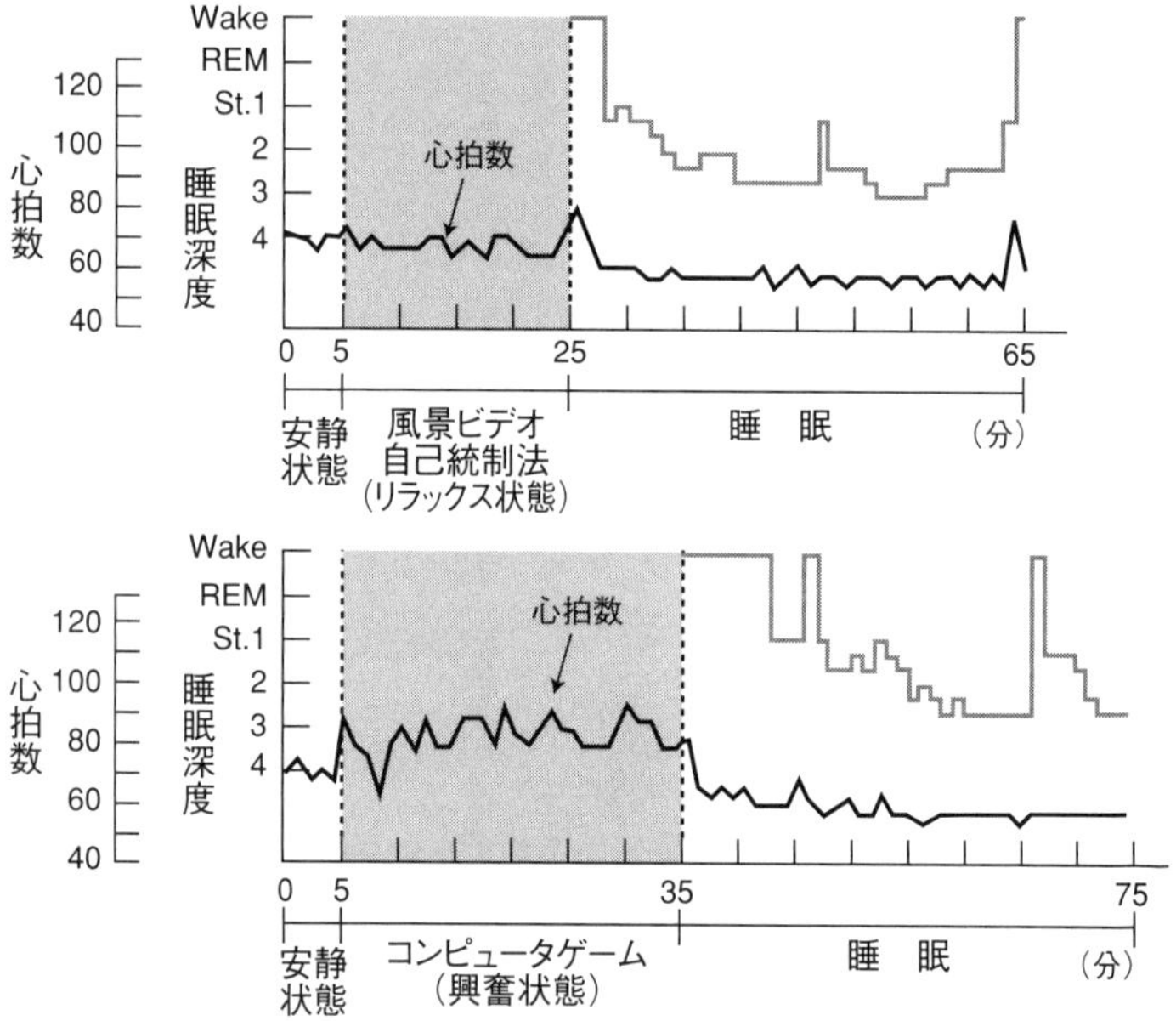

図6　入眠前の安静

入眠前にコンピュータゲームをした場合（下）は，風景ビデオを見てリラックスしてから眠る場合（上）と比べて，なかなか寝つけず，眠りも浅いことがわかる．

寝具は自分の身体に合ったゆったりとした吸湿性の良いものを選ぶことが大切です。眠る前にメールを1時間以上もしていて寝つきの悪くなっていた方もおられます。ベットの中では、交感神経の活動を高めないようにゆっくりとすることが大切です。眠る前のストレッチは、とても効果的ですので是非試して下さい。

コラム1　アレルギーと睡眠

特に、アレルギーをもっている人にとって、寝室の環境はとても大切です。花粉症やアトピー性皮膚炎、アレルギー性鼻炎の人は室内にアレルゲン（原因物質）があるだけで、鼻づまりのために睡眠が妨げられ、人によっては高血圧の原因となる可能性があります。

そこで活躍してくれるのが、花粉やダニなどをしっかり除去してくれる空気清浄機。

実際に、アレルギー性鼻炎による睡眠障害で悩んでいた患者さんが空気清浄機を寝室につけたところ、鼻炎症状が軽快したり、いびきや無呼吸がすっかり治ったお子さんの例があります。寝室の環境をちょっと変えるだけで、睡眠の質はぐっと上がるのです。

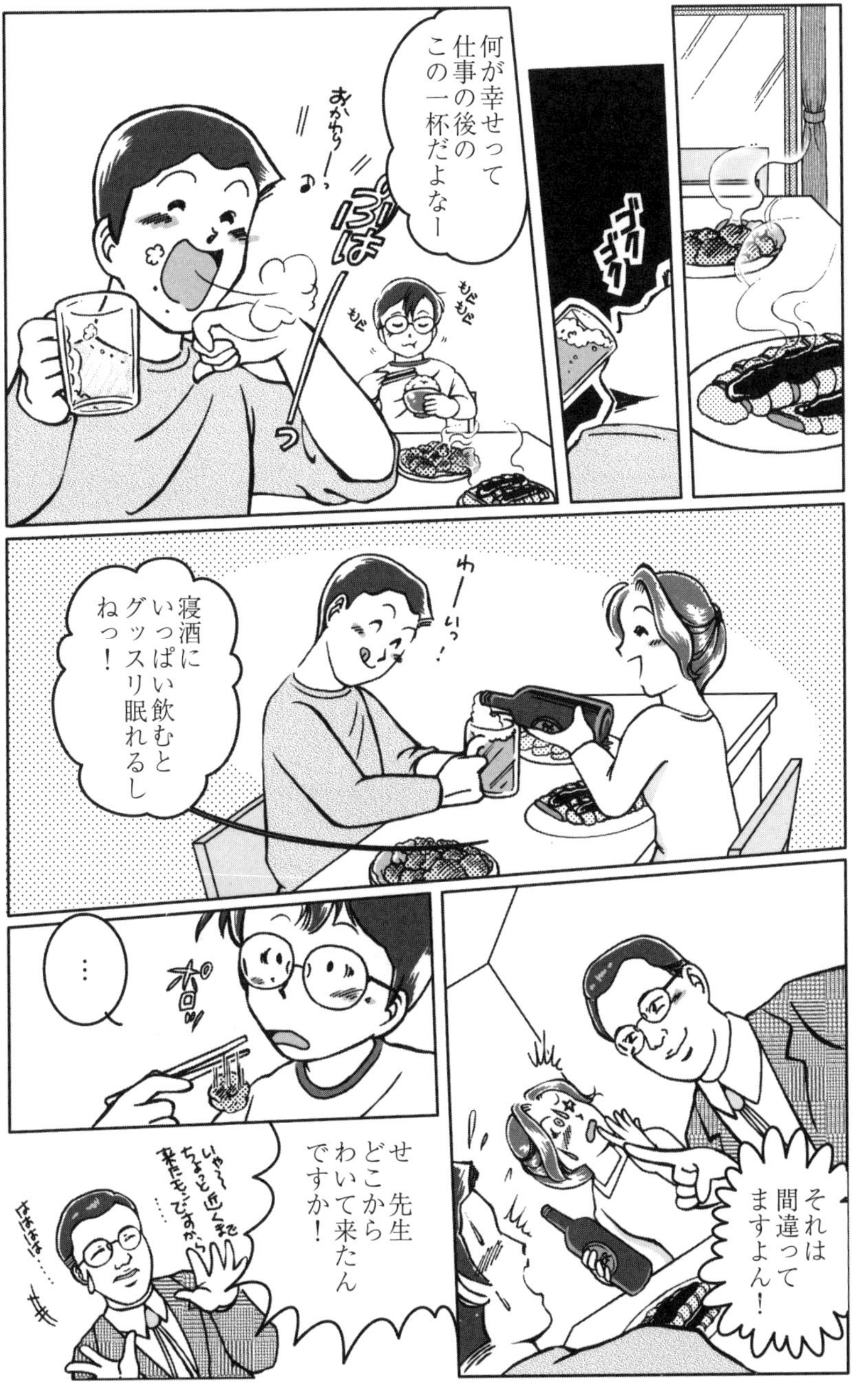
ゴクゴク
何が幸せって仕事の後のこの一杯だよなー
ぷは
おかわり!
もぐもぐ
もぐ
わーいっ!
寝酒にいっぱい飲むとグッスリ眠れるしねっ!
それは間違ってますよん!
…
ポロッ
せ　先生　どこからわいて来たんですか!
いやぁ〜ちょっと近くまで来たもんですから……
ははは……

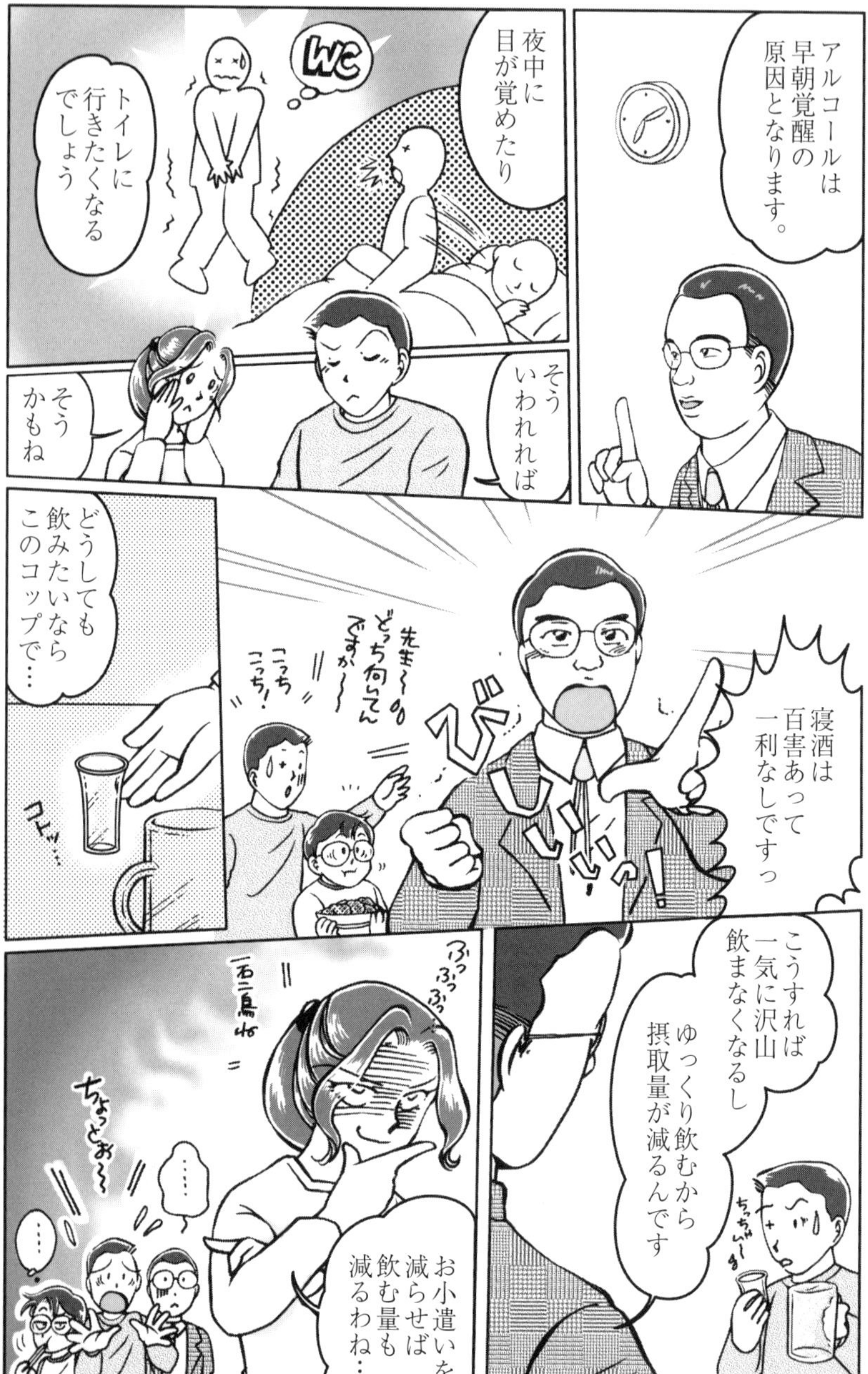

アルコールは早朝覚醒の原因となります。
夜中に目が覚めたり
WC
トイレに行きたくなるでしょう
そういわれれば
そうかもね
寝酒は百害あって一利なしですっ
びしぃぃっ!
先生〜どっち向いてんですか〜
こっちこっち!
どうしても飲みたいならこのコップで…
コトッ…
こうすれば一気に沢山飲まなくなるし
ゆっくり飲むから摂取量が減るんです
ふっふっふっ
一石二鳥ね
お小遣いを減らせば飲む量も減るわね…
ちょっとぉ〜
…
…

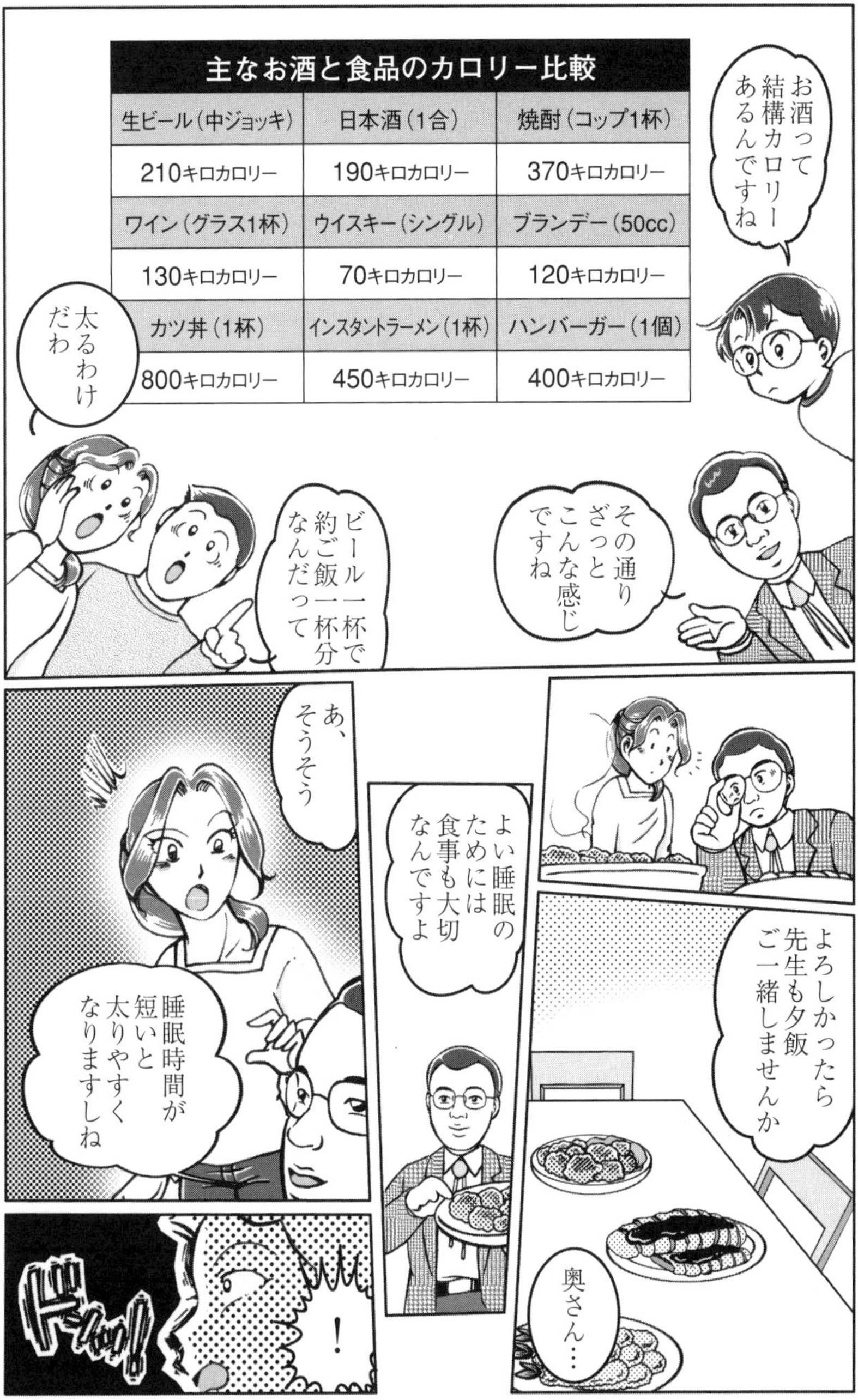
お酒って結構カロリーあるんですね
その通りざっとこんな感じですね
ビール一杯で約ご飯一杯分なんだって
太るわけだわ
あ、そうそう
睡眠時間が短いと太りやすくなりますしね
よい睡眠のためには食事も大切なんですよ
よろしかったら先生も夕飯ご一緒しませんか
奥さん…
!

主なお酒と食品のカロリー比較

生ビール（中ジョッキ）	日本酒（1合）	焼酎（コップ1杯）
210キロカロリー	190キロカロリー	370キロカロリー
ワイン（グラス1杯）	ウイスキー（シングル）	ブランデー（50cc）
130キロカロリー	70キロカロリー	120キロカロリー
カツ丼（1杯）	インスタントラーメン（1杯）	ハンバーガー（1個）
800キロカロリー	450キロカロリー	400キロカロリー

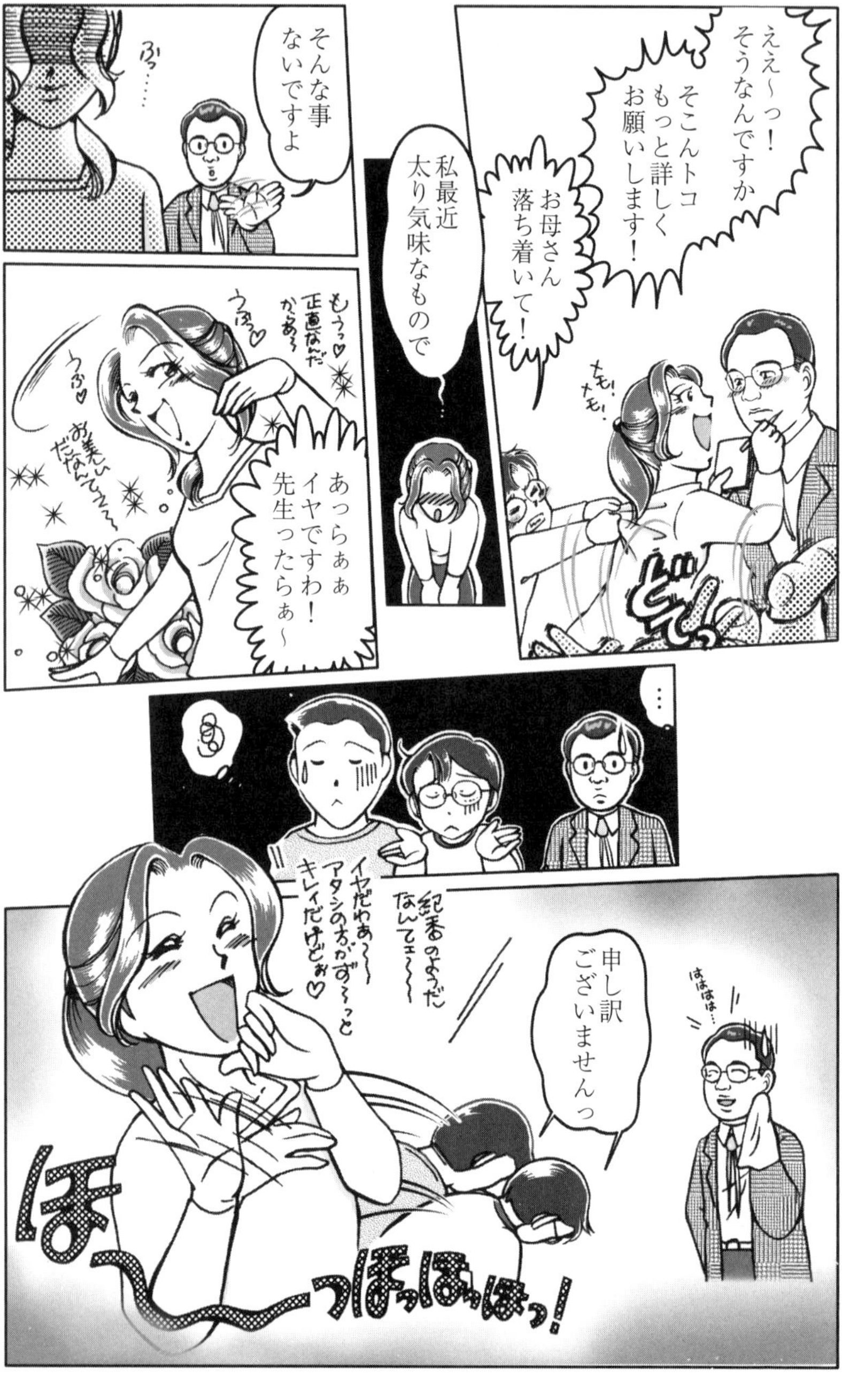
ええ〜っ！そうなんですか
そこんトコもっと詳しくお願いします！
お母さん落ち着いて！
メモ！メモ！
どてっ
そんな事ないですよ
ふっ……
私最近太り気味なもので
…
あっらぁぁイヤですわ！先生ったらぁ〜
もうっ♡正直なんだからぁ〜
うほっ♡
うふ♡
お美しいだなんてぇ〜
…
申し訳ございませんっ
はははは…
紀香のようだなんてェ〜〜
イヤだわぁ〜〜アタシの方がず〜っとキレイだけどぉ♡
ほ〜〜っほっほっほっ！

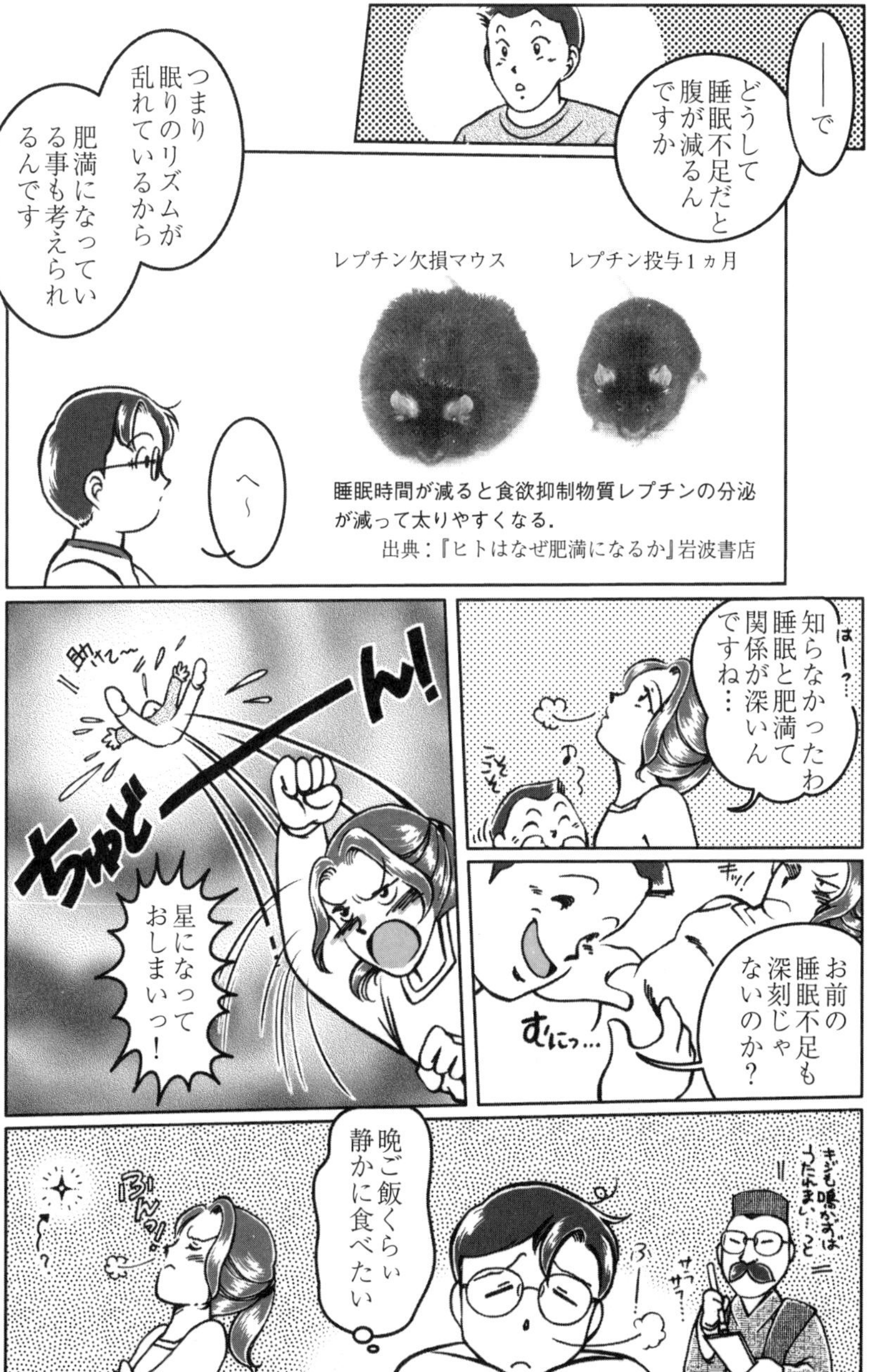
――で
どうして睡眠不足だと腹が減るんですか
つまり眠りのリズムが乱れているから肥満になっている事も考えられるんです
レプチン欠損マウス
レプチン投与1ヵ月
睡眠時間が減ると食欲抑制物質レプチンの分泌が減って太りやすくなる.
出典：『ヒトはなぜ肥満になるか』岩波書店
へ〜
はーっ…
知らなかったわ睡眠と肥満て関係が深いんですね…
こそこそ
キッ!
お前の睡眠不足も深刻じゃないのか?
むにっ…
助けて〜
ちゅどーーん!
星になっておしまいっ!
晩ご飯くらい静かに食べたい
ふんっ!
ふー…
キジも鳴かずばうたれまい…っと
サラサラ…

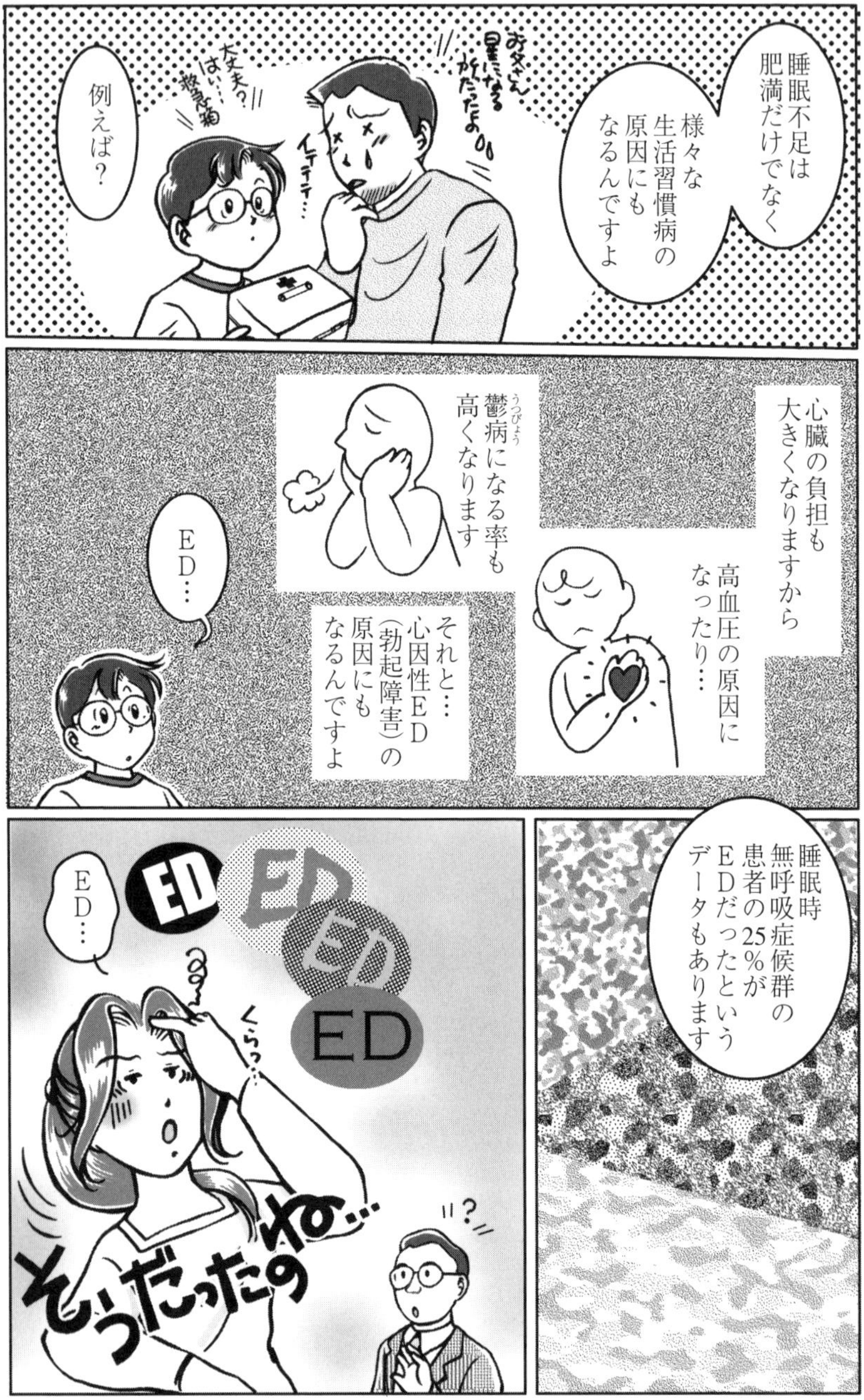

睡眠不足は
肥満だけでなく
様々な
生活習慣病の
原因にも
なるんですよ
お父さん
星になる
イテテテ…
大丈夫？
はい…
救急箱
例えば？
心臓の負担も
大きくなりますから
高血圧の原因に
なったり…
鬱病《うつびょう》になる率も
高くなります
それと…
心因性ＥＤ
（勃起障害）の
原因にも
なるんですよ
ＥＤ…
睡眠時
無呼吸症候群の
患者の25％が
ＥＤだったという
データもあります
ＥＤ…
ED
ED
ED
ED
くらっ…
!!?
そうだったのね…

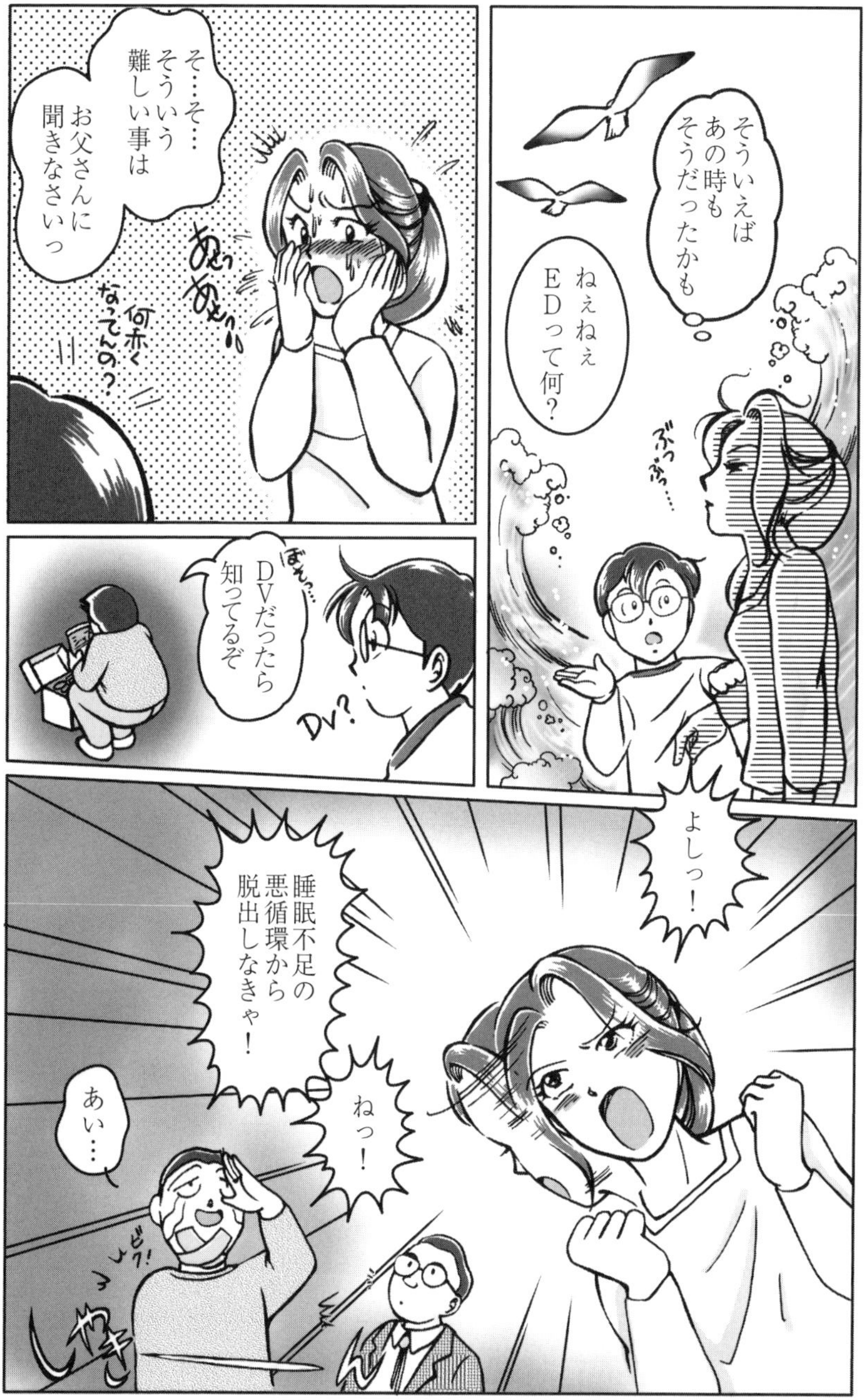

※DV⇒ドメスティックバイオレンス・家庭内暴力

1．良い睡眠は食事から

質のよい睡眠のためには、食事も非常に重要です。積極的に摂るべき食品もあれば、摂りすぎに注意すべき食品もあります。

例えば「たんぱく質」。肉や魚、卵や豆類に含まれるたんぱく質は、睡眠を誘うメラトニンの原料でもあり、体内時計をリセットするのに必要な栄養成分です。現代人はご飯や麺類などの炭水化物は充分とっていても、意外と良質なたんぱく質は不足しがちです。

また、眠気覚ましで有名な「カフェイン」。これは摂取してから30～40分後に覚醒作用が現れ、4～5時間は持続します。コーヒーや紅茶、緑茶は、就眠前には避けて、ハーブティーなどにしてはいかがでしょうか。また、カフェインには覚醒作用だけでなく、利尿作用もあります。せっかく眠っても、尿意を催して起きてしまい、熟睡を妨げる要因になるのです。寝つきの悪い人は特に控えましょう。

ひょっとしたら自分でも気づかないうちに、不眠を招くような食生活を送っているのかもしれません。食と睡眠の関係、もう少し詳しく見ていき、食事における快眠のコツを探り出しましょう。

2. お酒に頼っていませんか？

「寝つきが悪いので、寝酒を飲むようにしています」と言って、不眠の症状を訴えてくる男性の患者さんは非常に多いものです。アルコールを飲むと、確かに寝つきはよくなります。ところが、早朝に覚醒作用が働き、後半の睡眠が浅くなってしまうのです。また、アルコールには利尿作用もあるので、頻繁にトイレに行きたくなるのも重なって、睡眠の質はさらに低下します。

また、寝酒をずっと続けていると慣れてしまい、同じ摂取量では眠れなくなります。どんどん酒量が増えるだけで、睡眠の質は低下する一方。アルコール依存症とまではいかないものの、寝酒の習慣は通常の飲酒習慣に比べて、摂取量が増加しやすいといわれています。

特に男性は、不眠解消法を尋ねると、約40％の人が寝酒と答えるほど。アルコールは決して睡眠の質をよくするものではありません。図7は、イビキと無呼吸の検査を受診しに来られた方の睡眠中の酸素濃度（動脈血）です。アルコールを飲まないときは、寝始めに軽度の無呼吸で酸素が少し低下しています。生ビール１杯飲むと酸素の低下が明らかにひどくなっていますね。生ビール２杯と焼酎１合飲むと、イビキはひどくなり、一晩に２００

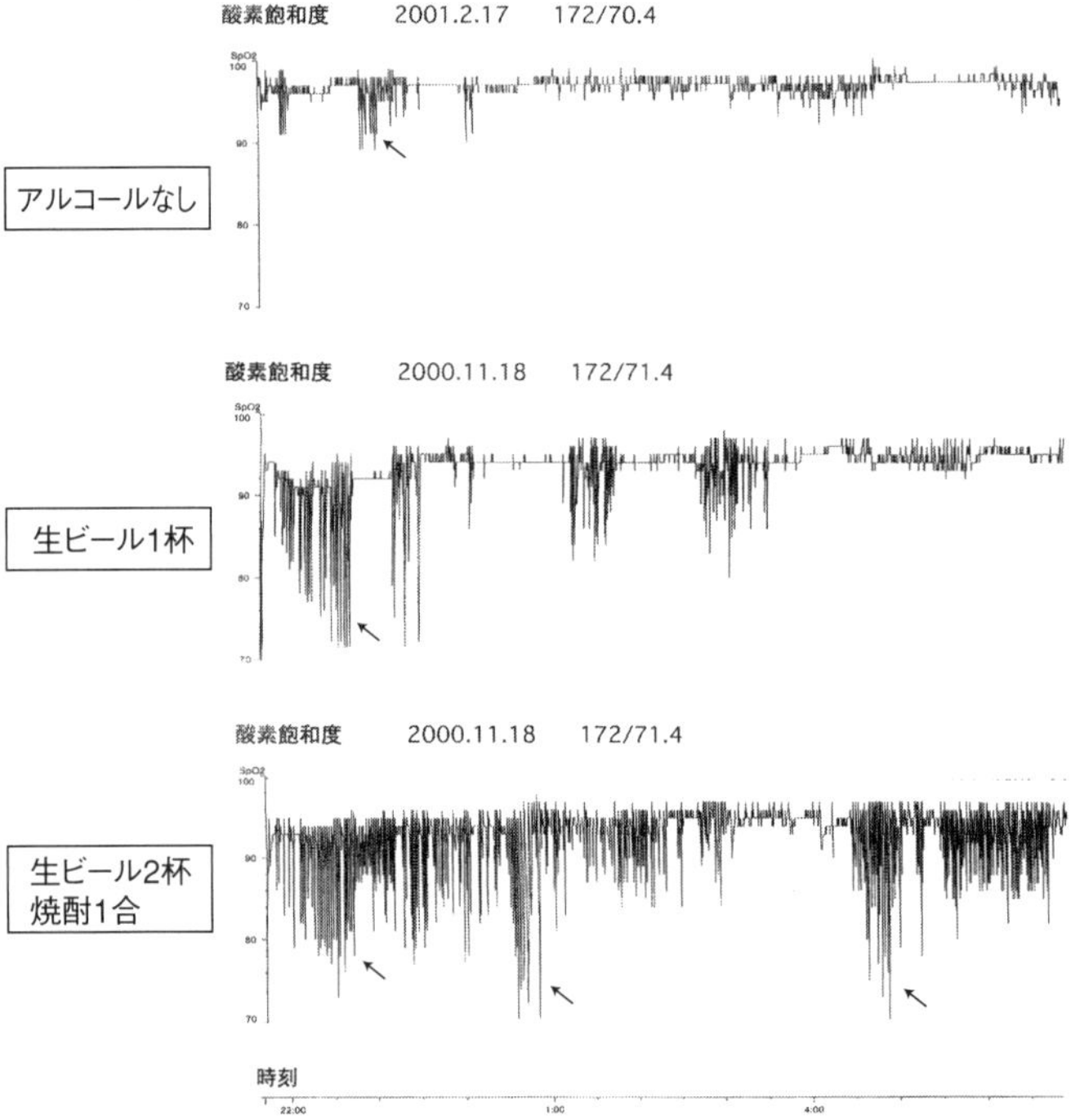
酸素飽和度　2001.2.17　172/70.4
SpO2
100
90
80
70
アルコールなし
酸素飽和度　2000.11.18　172/71.4
生ビール1杯
酸素飽和度　2000.11.18　172/71.4
生ビール2杯
焼酎1合
時刻
22:00
1:00
4:00

図7　アルコールを飲むと無呼吸が頻発する

回以上の無呼吸になっていました。

ちょっと寝酒のシミュレーションをしてみましょう。

明日はゴルフ、朝早起きをしなくてはいけない→いつも寝る時間より早い22時に布団に入ったものの、なかなか寝つけない……→寝酒に一杯飲んで、一気に寝てしまおう→ウイスキーを水割りで2杯飲んだ→0時過ぎに眠気が襲ってきて、気持ちよく眠りにつく→ハッと目が覚めるとまだ3時→トイレに起きて、あと3時間眠れると思った→眠ったと思ったら再び起きてしまった→うとうとしたと思ったら起きてしまう、これを繰り返しているうちに起床時刻の6時になっていた→身体《からだ》は眠った気がしない。ボーッとしてしまい、疲れがとれないままゴルフに行ったがスコアは最悪→1日が終わる→再び寝ようとしたものの、これまた眠くならない→今度は寝酒もロックにしてみよう→3杯飲んで就寝→再び中途覚醒の繰り返し→仕事に行っても眠気がとれない（あくびばかり）→今夜こそぐっすり寝ようとお酒を飲むが眠れない→疲労がたまり、どんどん眠れなくなっていくのに、酒量は増える一方……といった悪循環に堕ちていくのです。

寝酒でなくても、大量の飲酒も同じことです。仕事の付き合いなどで酒席を断れないときは、ゆっくりちびちび飲んで、酒量を控える工夫をしましょう。小さなグラスで飲んだり、思いっきり高い酒をなめるように飲むなど、いくらでも量は減らせるものです。気分を楽しくさせてくれるアルコールは適度な量で、睡眠に支障をきたさない摂取量を心がけましょう。

3．睡眠不足だとどうなるか

では、睡眠不足になると身体にはいったいどのような影響が現れるのでしょうか？

若くて健康な男性を対象に、6日間睡眠時間を4時間に制限して過ごしてもらった実験では、心臓や消化器などの自律神経系を制御している交感神経が緊張することがわかりました。つまり、睡眠不足の身体は必要以上に興奮状態になり、血圧や心拍数が上昇し、結果として心臓にも負担をかけているのです。

また、アメリカではこんなデータがありました。女性看護士7万人を追跡調査した、大

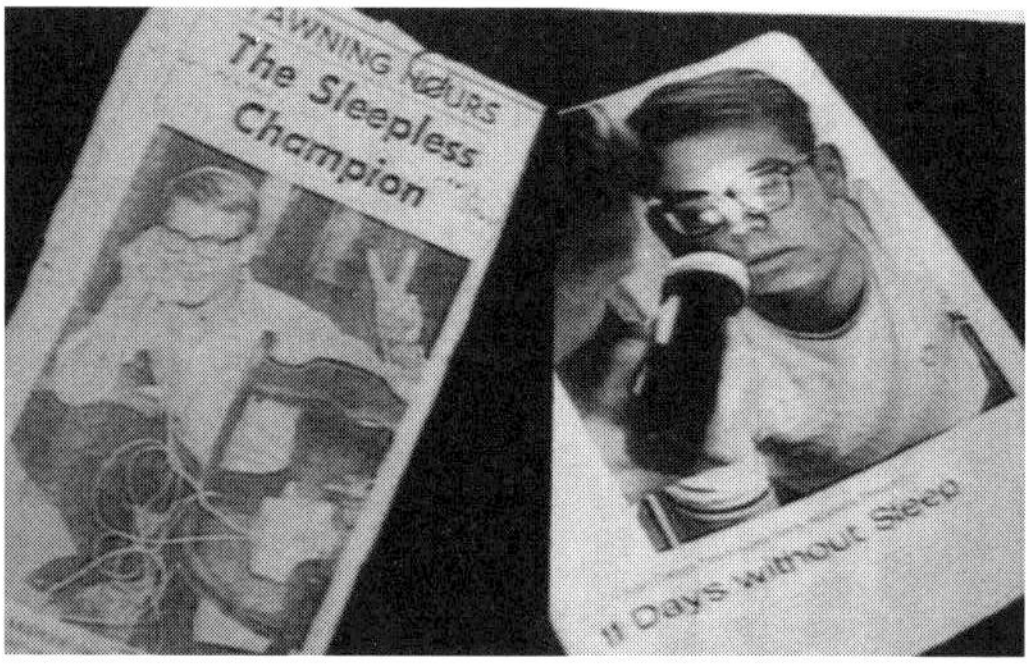

図8　断眠の世界記録

断眠の世界記録264時間12分．アメリカの高校生，ランディー・ガードナー君（1964年）．終了後，14時間40分の睡眠で回復した．

出典：『ヒトはなぜ眠るのか』筑摩書房．

規模な調査データでは、睡眠時間が8時間の人に比べて、5時間以下の人は心臓疾患のリスクが1・45倍になるというものです。逆に、9時間以上睡眠時間をとっている人も、1・38倍と高率だったそうです。

睡眠不足が原因となって発症する病気には、高血圧や心臓病以外にもあります。睡眠と深い関係をもつ病気……他に想像がつきますか？ 実は、国民病ともいわれる糖尿病なのです。

糖尿病といえば、食事内容や食事習慣が危険因子で、睡眠とは直接関係がなさそうに思えますよね。睡眠不足が血糖値にどのような影響を与えるのか、調べたデータがあります。4時間睡眠のときと12時間睡眠のときの、翌日のインスリン分泌量および血糖値を測った

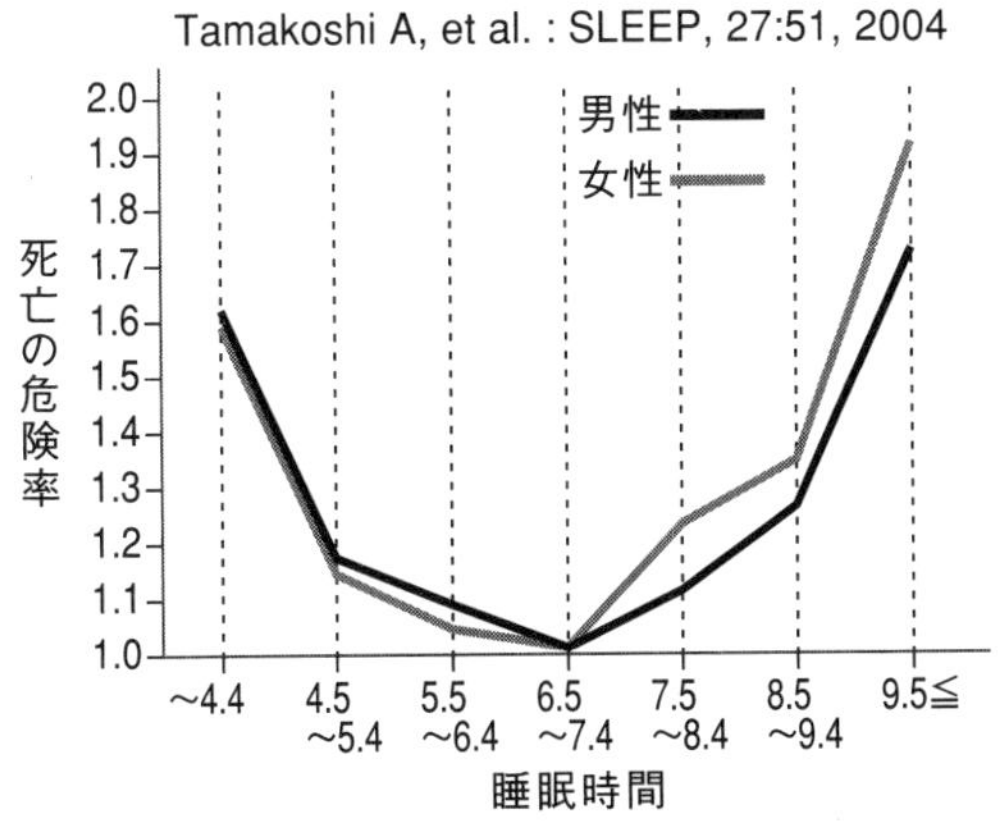
Tamakoshi A, et al. : SLEEP, 27:51, 2004
男性
女性
死亡の危険率
2.0
1.9
1.8
1.7
1.6
1.5
1.4
1.3
1.2
1.1
1.0
～4.4
4.5 ～5.4
5.5 ～6.4
6.5 ～7.4
7.5 ～8.4
8.5 ～9.4
9.5≦
睡眠時間

図9 睡眠時間と死亡率
（JACC study）

ところ、4時間睡眠ではインスリンの分泌が低下し、血糖値が高くなっていることがわかりました。

では、糖尿病になってからはどうでしょうか。実は、糖尿病患者さんの8割になんらかの睡眠障害が見られます。途中で起きてしまう中途覚醒や日中の眠気、朝なかなか起きられない、夜間の頻尿など、様々な睡眠障害を起こしているのです。

こうして見ていくと、生活習慣病と睡眠の関係が意外と深く、切っても切れない関係であることがわかります。高血圧も心臓病も糖尿病も、実はすべて睡眠が影響を及ぼしているのです。健康のためには何がいちばん大切なのか、もうおわかりですよね？

では、健康な身体をキープするための理想的な睡眠時間は、いったいどれくらいなのでしょうか？ 睡眠時間は、個人によってばらつきが大きく、1日6時間で足りる人や9時間必要な人など、理想の睡眠時間を決めることはできません。厚生労働省の研究では、日中の眠気で困らなければ、その人の睡眠時間は足りていると提言しています。

一方、統計上では、睡眠時間が7時間前後の人の死亡率が低いというデータがあります。睡眠時間が極端に短い人は死亡率が高くなるという結果でした。これらのことを参考に自分の生活をもう一度見直してみましょう。あなたの睡眠時間は不足していませんか？

4. 恐怖のデブスパイラル

さらに、興味深い研究結果があります。睡眠時間が短いと、肥満を誘発しやすいのです。このメカニズムを詳しく見ていきましょう。

睡眠時間が短いと、頭がスッキリせずにボーッとして、身体が重くだるく感じます。身体を動かすのが億劫《おっくう》になり、運動量が低下してしまうため、エネルギーの代謝量は格段に落ちます。こうなると、食べたものを消費しきれず、身体にたまっていき、どんどん脂肪が燃焼しにくい身体に……。行動パターンや運動量までが制限されていき、悪循環へ陥っていくのです。これが、恐怖のデブスパイラルです。

特に内臓の周囲に脂肪がつくタイプの内臓脂肪型肥満は、高脂血症（血液中の脂質が増えて血液がドロドロになる）や高血圧、高血糖の状態が重なると、脳卒中や心筋梗塞を起こしやすくなることから、「メタボリックシンドローム」と呼ばれています。

メタボリックシンドロームは、ＣＴ（コンピュータ断層撮影）で計測した臍《へそ》の位置の脂肪の面積と血圧や血糖値、血液中の脂質などの数値を元に総合的に診断されます。ＣＴで脂肪の面積を測る代わりにウエスト周りのサイズを代用することもあります。日本男性は85センチ以上、女性は90センチ以上が異常です。健康診断の数値も合わせてチェックしてみましょう。

5．やせたければ眠りなさい

今まで肥満は食べ過ぎが原因といわれてきましたが、実はその背景に睡眠が関係していることが最近わかってきました。そのカギを握るのが、「レプチン」と「グレリン」というホルモンです。

レプチンは身体の脂肪細胞から分泌されています。食後に分泌が高まり、これが脳の満腹中枢を刺激して、食欲を抑制するように働きます。また、エネルギーの消費を促す作用もあります。これだけを見ると「やせるホルモン」といえるかもしれません。

これに対して、食欲を高める作用をもつ物質がグレリンです。グレリンは主に胃から分泌されます。空腹のとき、ストレスがかかったときに分泌されるといわれていて、胃酸の分泌も高める働きがあります。食欲を増進させる物質であるため、「肥満促進ホルモン」といってもよいでしょう。

この2つのホルモンが睡眠とどのような関係があるのでしょうか。

20代の健康な男性12人を対象に、睡眠時間が1日4時間の場合と1日10時間の場合を、比べたある実験調査によると、1日4時間だったグループは、レプチンの血中濃度が18％

減っていて、グレリンの血中濃度が28％増えていたそうです。睡眠時間の制限により食欲を抑制するレプチンが減り、食欲を増進するグレリンが増えたということは、睡眠不足の状態は空腹感が非常に強くなり、肥満を誘導しやすい、と考えられるのです。

つまり、睡眠時間を短くすると、空腹感を感じやすく、満腹になりにくいわけで、肥満への悪循環に陥りやすいといえます。食べすぎの背景には、睡眠不足が関与する可能性もあるのです。ある40歳の男性は、仕事で徹夜が続くとすぐに3 kg以上太ってしまうと話していました。

やせたい人はまず睡眠をしっかりとること。それが効率のよいダイエットの第一歩です。

コラム2　子供の体型は3歳時の睡眠時間で決まる！

3歳のとき、あなたはどれくらい寝ていたでしょうか。

3歳のときの睡眠時間が短いと、10年後、中学1年生になったとき肥満になりやすい、というデータがあります。通常、3歳児の平均睡眠時間は10～11時間といわれています。11時間の睡眠時間をとっていた子供に比べて、9時間以下だった子供はなんと1・6倍も肥満になっていたそうです。これは約1万人の子供を対象に、富山大学の研究チームが10年間の追跡調査を行なった結果です。つまり、「寝ない子は太る」のです。子供を肥満児にしたくなければ、しっかり眠らせること。これが親の愛情なのです。

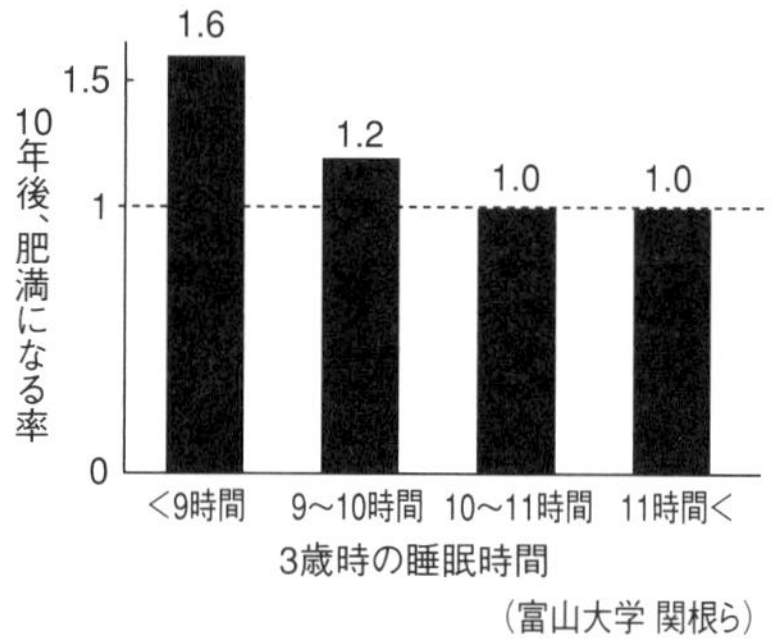

（富山大学 関根ら）

図10　3歳時の睡眠時間と肥満の関係

3歳時に睡眠時間9時間未満の子供は11時間以上の子供に比べて中学校1年生になったときに1.6倍肥満になりやすい.

4章　気分しだいで寝てないで

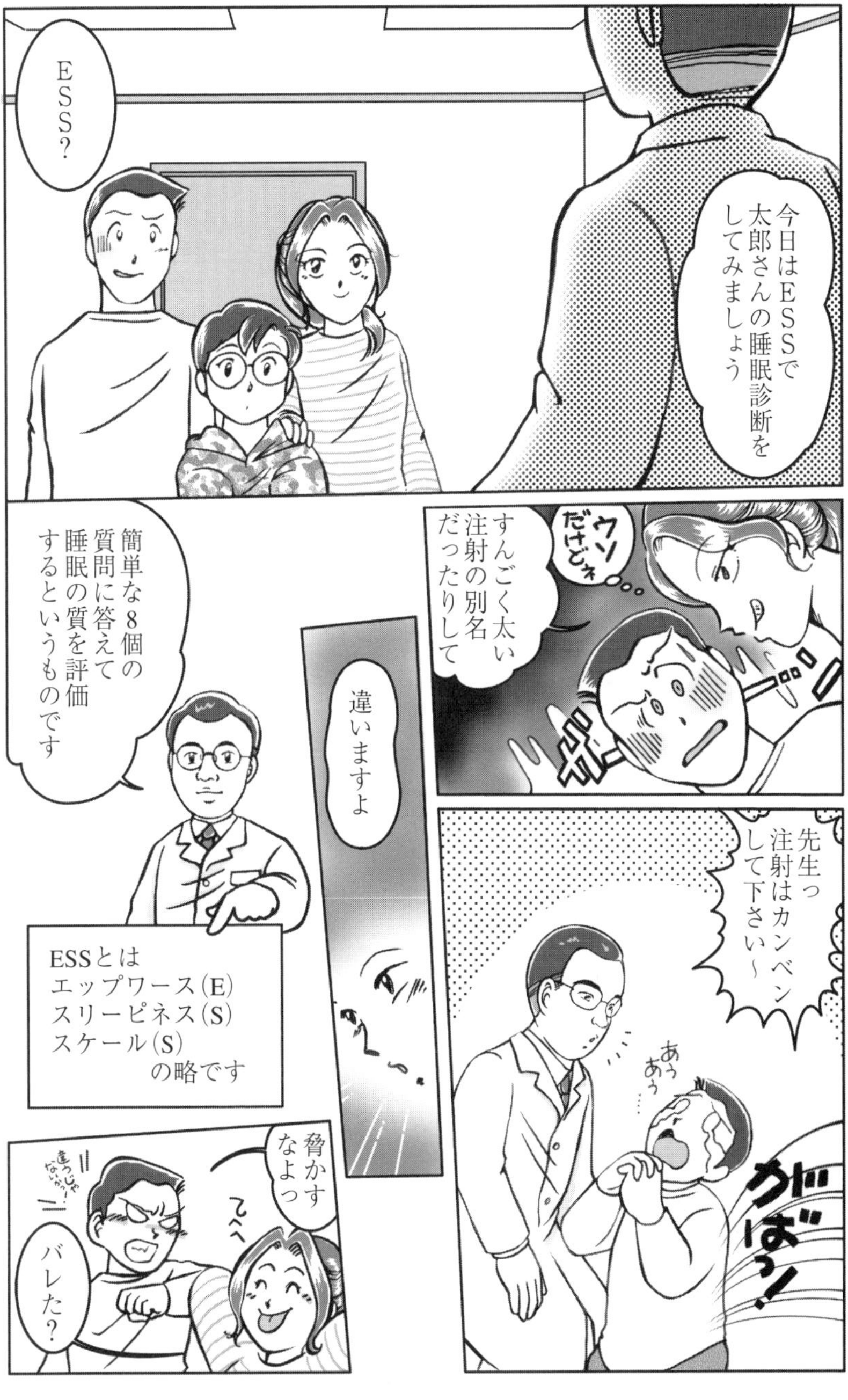
今日はＥＳＳで太郎さんの睡眠診断をしてみましょう
ＥＳＳ？
ウソだけどネ
すんごく太い注射の別名だったりして
違いますよ
簡単な8個の質問に答えて睡眠の質を評価するというものです
ESSとは
エップワース(E)
スリーピネス(S)
スケール(S)
の略です
先生っ注射はカンベンして下さい～
あぅあぅ…
がばっ！
脅かすなよっ
違うじゃないかっ！
てへへ
バレた？

JESS（日本語版ESS）

もし、以下の状況になったとしたら、どのくらいうとうとする（数秒数分眠ってしまう）と思いますか。最近の日常生活を思いうかべてお答えください。

以下の状況になったことが実際になくても、その状況になればどうなるかを想像してお答え下さい。

すべての項目にお答えしていただくことが大切です。

できる限りすべての項目にお答えください。

1）すわって何かを読んでいるとき（新聞、雑誌、本、書類など）

2）すわってテレビを見ているとき

3）会議、映画館、劇場などで静かにすわっているとき

4）乗客として1時間続けて自動車に乗っているとき

5）午後に横になって、休息をとっているとき

6）すわって人と話をしているとき

7）昼食をとった後（飲酒なし）、静かにすわっているとき

8）すわって手紙や書類などを書いているとき

それぞれの項目について以下から1つだけ選び、点数化します。

うとうとする可能性はほとんどない ‥‥‥‥‥‥‥‥ 0点

うとうとする可能性は少しある ‥‥‥‥‥‥‥‥ 1点

うとうとする可能性は半々くらい ‥‥‥‥‥‥‥‥ 2点

うとうとする可能性が高い ‥‥‥‥‥‥‥‥ 3点

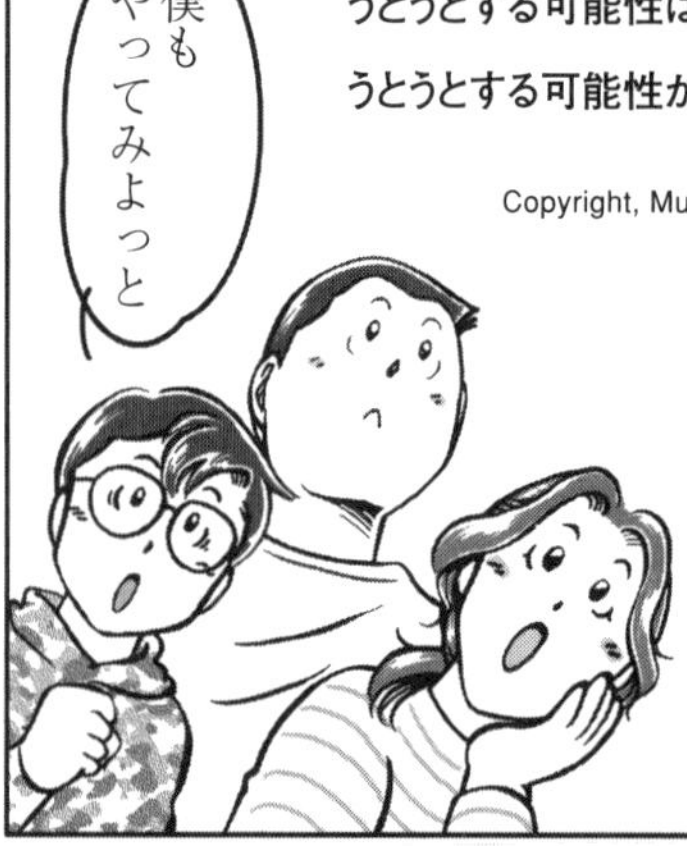

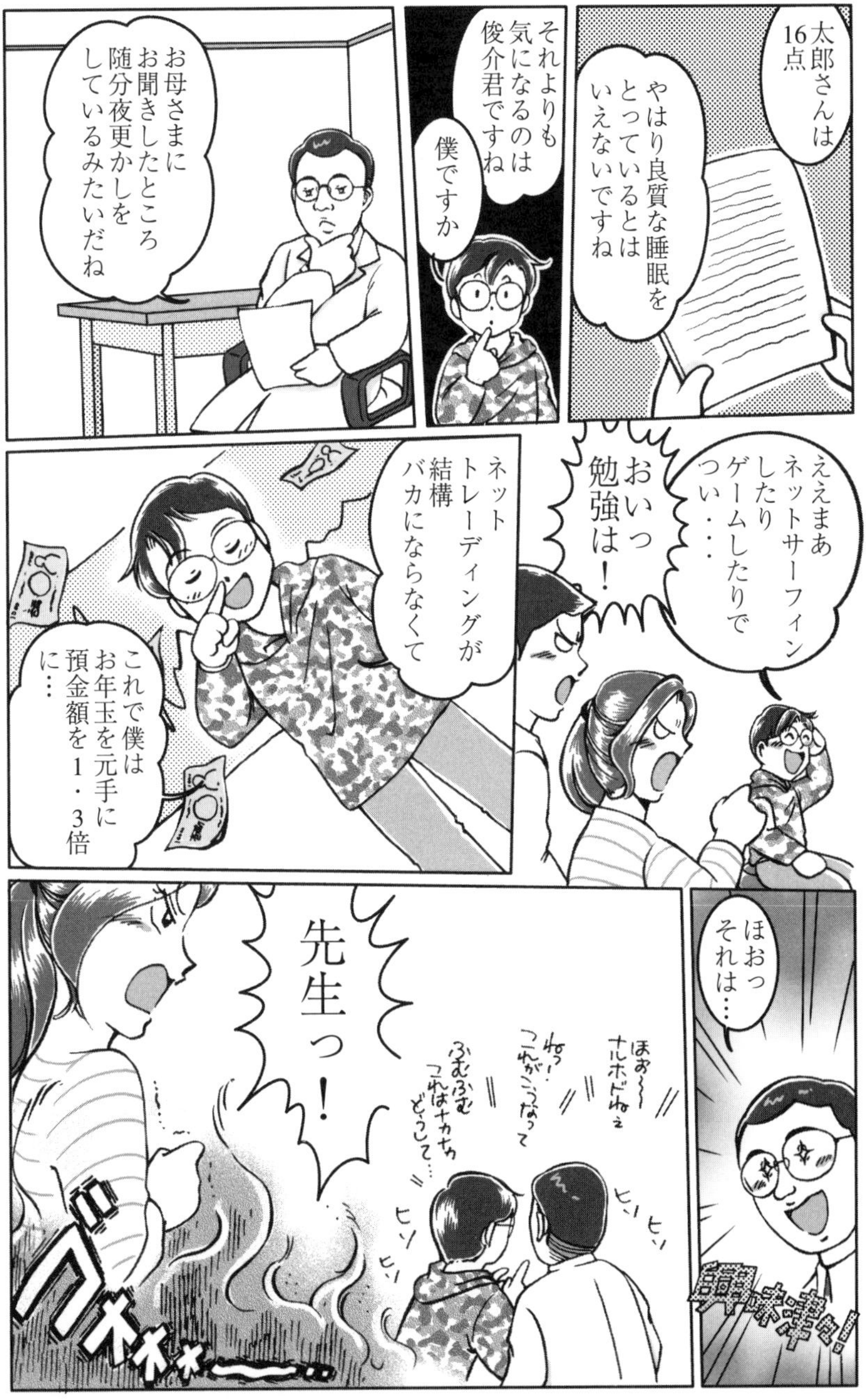
太郎さんは16点
やはり良質な睡眠をとっているとはいえないですね
それよりも気になるのは俊介君ですね
僕ですか
お母さまにお聞きしたところ随分夜更かしをしているみたいだね
ええまあネットサーフィンしたりゲームしたりでつい・・・
おいっ勉強は！
ネットトレーディングが結構バカにならなくて
これで僕はお年玉を元手に預金額を1・3倍に…
ほおっそれは……
興味津々!
先生っ！
ほぉ〜〜 ナルホドねぇ
ねっ！ これがこうなって
ふむふむ これはナカナカ どうして…
ヒソ ヒソ
ゴォォォーーー

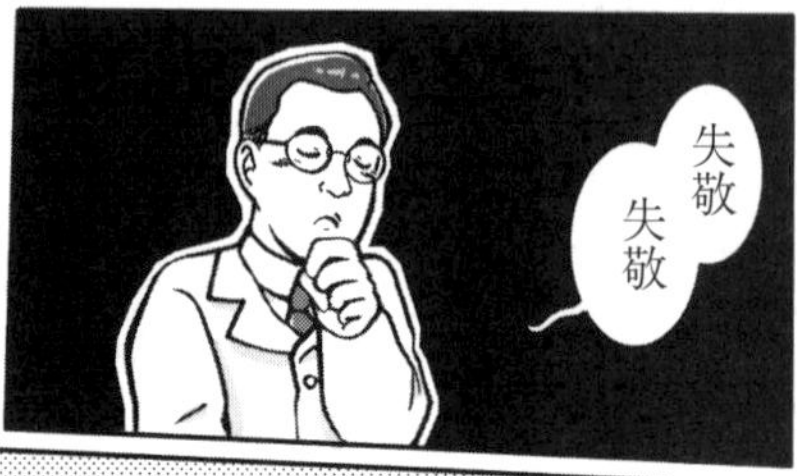
失敬
失敬

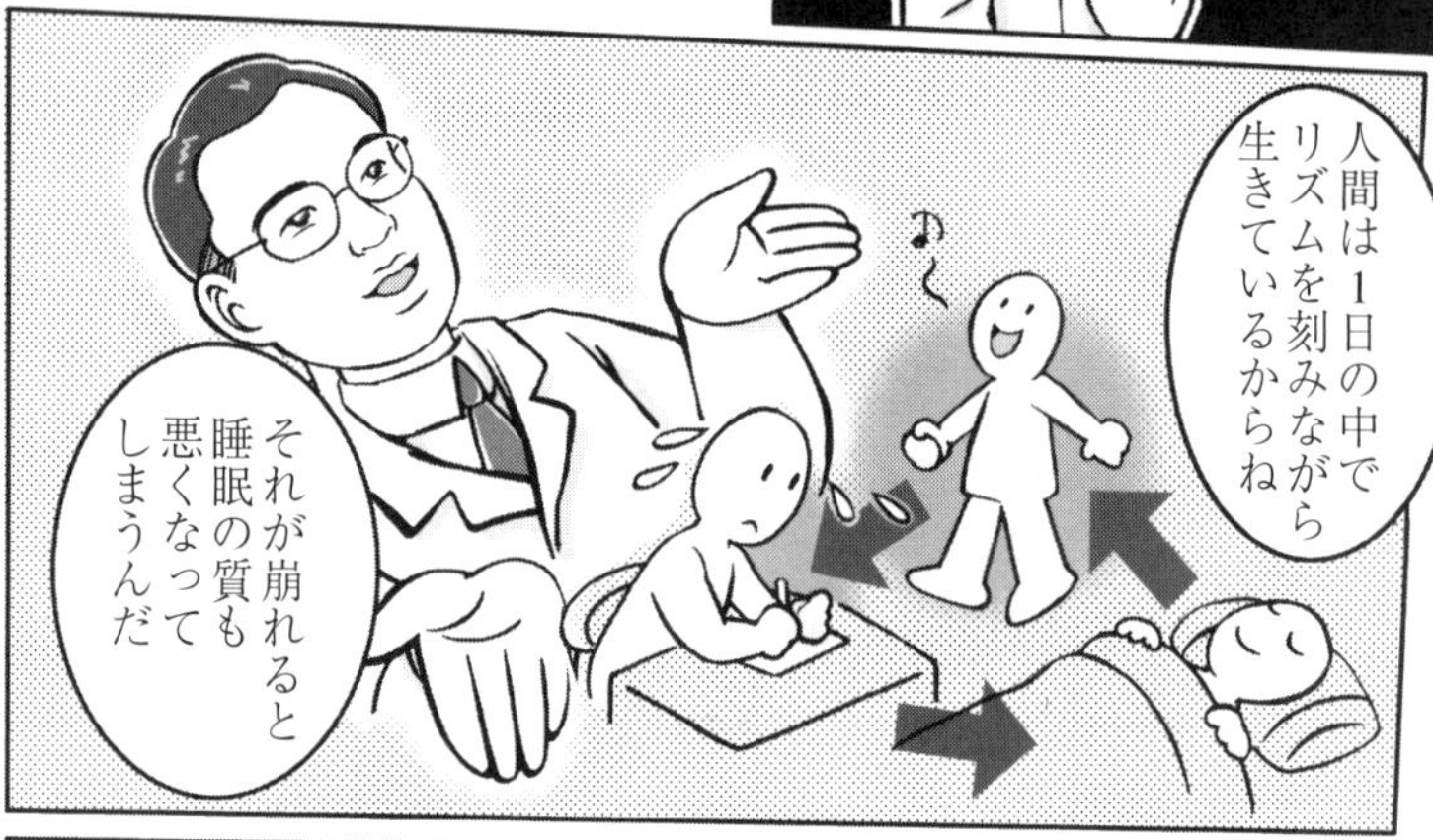
人間は1日の中でリズムを刻みながら生きているからね
それが崩れると睡眠の質も悪くなってしまうんだ

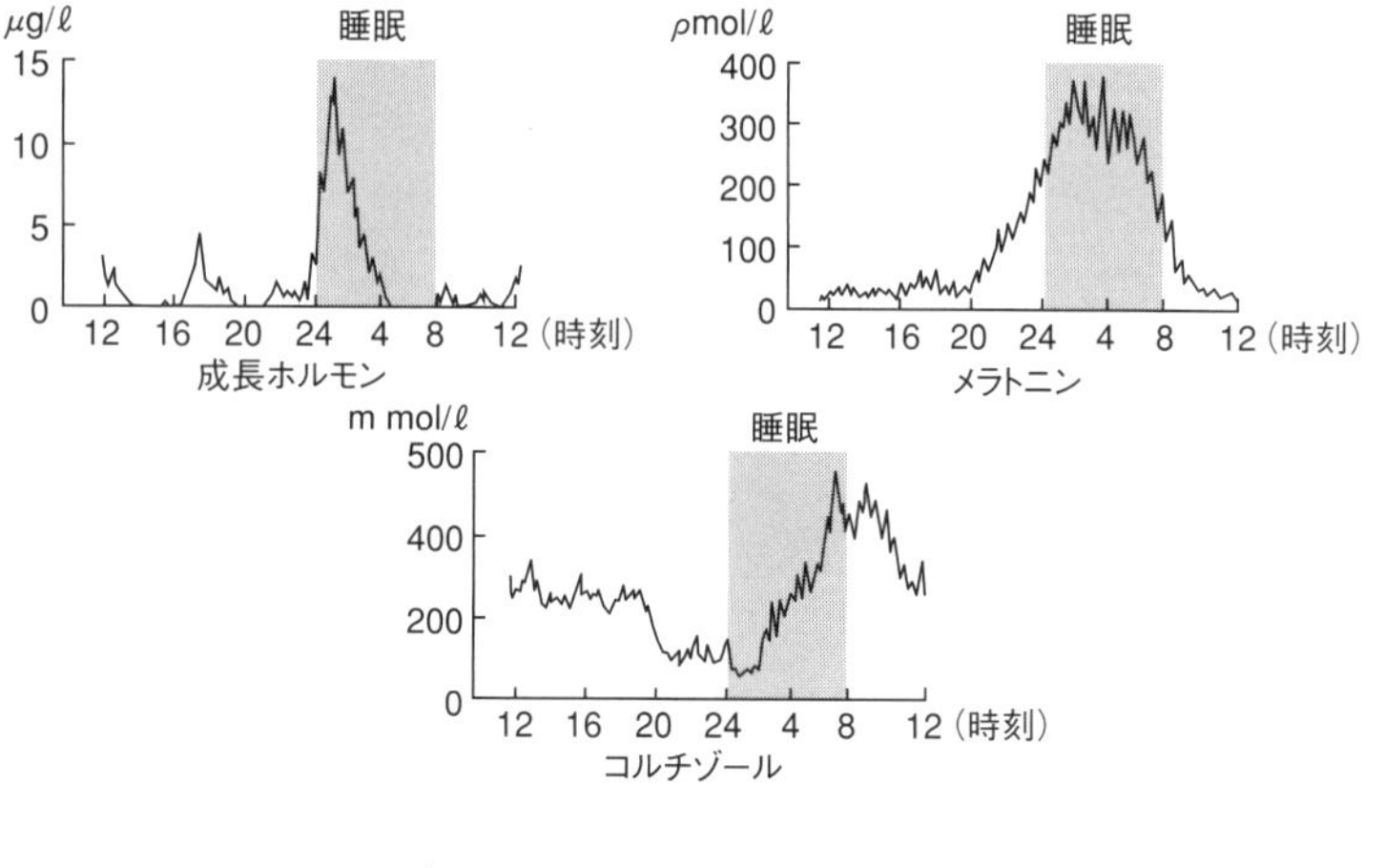

各種ホルモンと睡眠との関係

（Van Coevorden et al, 1991 より改変）

疲労回復を促す「成長ホルモン」は入眠後すぐに分泌，ストレスを軽減して日中の活動に備える「コルチゾール」は明け方に多く分泌されます．

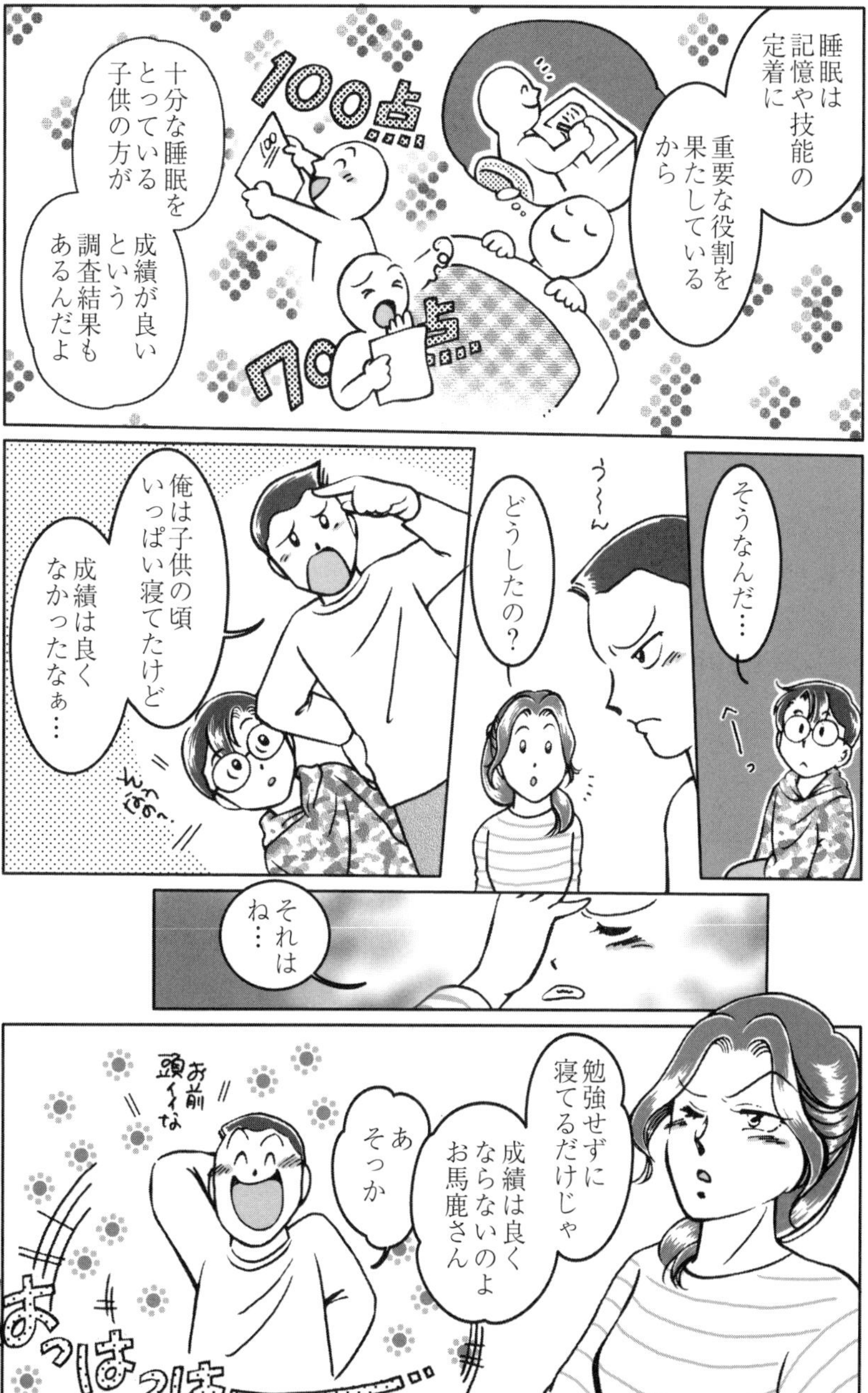
睡眠は記憶や技能の定着に
重要な役割を果たしているから
100点
70点
十分な睡眠をとっている子供の方が
成績が良いという調査結果もあるんだよ
そうなんだ…
う〜ん
どうしたの？
俺は子供の頃いっぱい寝てたけど
成績は良くなかったなぁ…
それはね…
勉強せずに寝てるだけじゃ
成績は良くならないのよお馬鹿さん
あそっか
お前頭イイな
あっはっは──…

1. 睡眠はリズムが大事

睡眠の質が悪く、熟睡できていなかったり、睡眠時間が足りていないと、日中に強い眠気が起きたりします。この眠気が病的かどうかを診断するためには、眠気の評価である「ESS（Epworth sleepiness scale）＝エップワース眠気尺度」を使います。これは、日中の眠気の度合いを調べる8項目の質問による評価法です。11点以上は病的な眠気があり、16点以上は重症であると判断します。

これは自己評価に頼る方法なので、気分によって評価が異なったり、日中の眠気を自分では過小評価しがちという問題点はあります。ただ、質問に答えるだけのシンプルなものなので、患者さんに経済的・精神的負担がかからず、ごく簡単に診断できるのがメリットです。日本語版としてJESSが作られています。

睡眠に関する悩みがある方は、マンガ内のJESSシート（58ページ）でチェックしてみましょう。11点以上あれば、睡眠科あるいは睡眠外来で相談してみることをオススメします。

2. 太陽光で体内時計をリセット

1日は24時間で動いています。人間の身体《からだ》もそれに合わせて活動し、睡眠をとっています。ところが、そもそも人間の身体のなかにある生体リズム、つまり体内時計は約25時間周期なのです。外部の環境に同調させて、24時間に合わせているのです。

体内時計をリセットするためにもっとも重要な働きをするのが、光（太陽光）です。朝に太陽の光を浴びることで、1時間のずれが修正されているのです。これは、光の入らない部屋で生活していると、起床時刻が1時間ずつずれていき、就眠時刻もそれだけ遅れていくという実験結果でわかったことです。

太陽光の他に、体内時計を外部環境に合わせる役割を果たすのは、昼の明るい環境・夜の暗い環境の差、1日3度の規則正しい食事、日中の適度な運動です。これらが体内時計を24時間周期に同調させて、かつ睡眠のリズムを整えてくれるのです。

では、体内時計とは、具体的には何がどのようなリズムを刻んでいるのでしょうか。

3. 眠気のリズム

体内時計のリズムの1つは眠気です。65ページの図11のように、眠気もある一定のリズムを刻んでいるのです。眠気は日中の14～16時あたりに、一度高くなります。ちょうど昼食後に眠気を感じるのがこれです。つまり、満腹になったから眠くなるのではなく、実は身体のリズムがもともとそうなっているから眠気が起こるのです。

以前は「昼寝は夜間の睡眠を妨げる・睡眠の質を低下させる」といわれていましたが、最近では違う説が有力となっています。この時間帯に30分未満の昼寝をしたほうが、その後スッキリとした気分で過ごせて、夜になればまた自然な眠気が起こるとの報告があるのです。

そして、その後は夜8時あたりまで眠気は、低い状態になります。かなり前ですが、タレントの高田純次さんがテレビCMで、「5時から男」というキャラクターで話題になったことがあります。仕事は適当だけれど、仕事が終わったら元気に遊ぶという意味でしたが、これはとても理にかなっているのです。5時つまり夕方17時は、眠気のリズムでいえば眠気の低い時間帯の始まり。眠気がなくなり、やる気に満ちた状態は、何をするにも精力的に活動できます。もし、仕事の打ち合わせや大事な商談がある場合は、夕方17時以降に入れてみましょう。効率よく行なえるはずです。

そして、夜10時を超えるあたりから、再び強い眠気が訪れます。これは本格的な眠気の到来です。もっとも眠気が強くなるのが深夜2～4時の間。第1章で取り上げたような大規模な産業事故や交通事故が起こりやすい、魔の時間帯でもあります。

余談ですが、赤穂浪士が吉良邸に討ち入りした時間帯は諸説ありますが、もっとも有力な説では午前4時といわれています。この時間帯は眠気のピークですから、見張りや家内の者がいちばん眠い時間帯です。また体温が最も低く身体の動かない時間帯です。大石内蔵助は多分経験的にそのことを知っていたのかもしれませんが、討ち入りには最適の時間帯だったといえます。

4. 体温にもリズムがある

体内時計のもう1つは、体温変化のリズムです。体温は日中の活動時には高くなり、夜間には睡眠を促すよう下がっていきます。そして朝

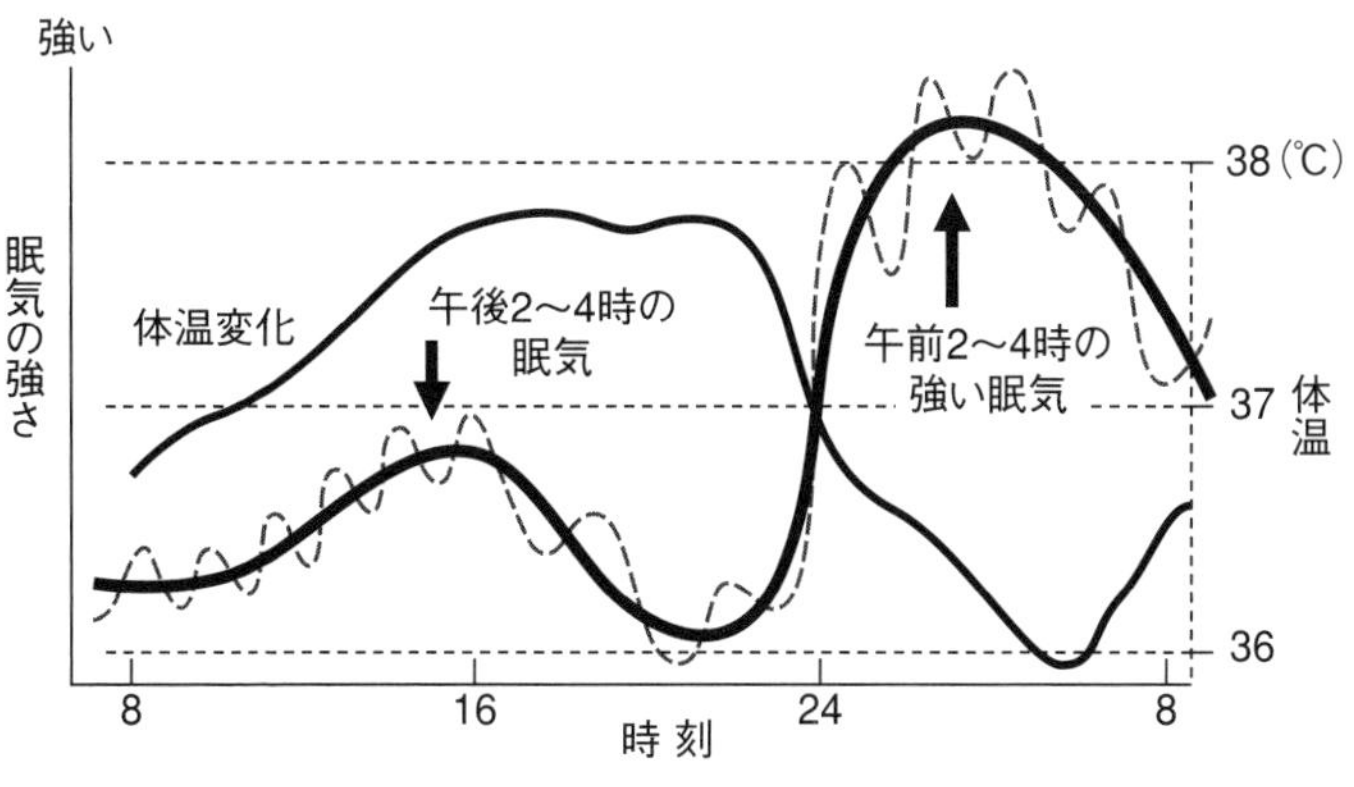

図11　ヒトの体温変化と眠気のリズム
（Lavie P, et al, 1985より改変，追加）

4時頃に最低となり、その後、徐々に上がっていくというリズムを刻んでいます。

この体温変動は、人間の社会的な活動に合致しています。朝起きて、1日を元気よくスタートさせるために、体温を上げて、血圧や脈拍を上昇させ、活動に向けて身体は準備を始めているのです。夕方から夜にかけて、体温は高くなり、ピークに達します。体温が高ければ身体が動きやすく、スポーツや運動をするのに最適な時間帯となります。この体温の高い時間帯が眠気の低くなる時間帯に一致しています。

体温変化のリズムから考えると、オリンピックの記録が更新されやすいのは現地時間で夕方から夜にかけての時間帯であるということも納得できます。プロ野球のナイターも、実は生体リズムに合わせた、最適の時間帯なのです。

快適な睡眠のためにも、この体温のリズムは大切です。夕方から夜にかけて体温がピークを迎え、その後徐々に体温が下がっていくことで、誘眠作用を促します。

夕方から夜にかけて、スポーツをしたり、入浴をして、体温を高めておけば、その後体温が次第に下がってくるとともに、眠気も増してくるようになります。なかなか眠れないという人は、ひとまず体温を上げておくように工夫してみてはいかがでしょうか。

冬の朝になかなか起きられないのは、外気の温度が低くて、体温がなかなか上昇しないからです。逆に、夏の夜になかなか眠れないのは、暑さのせいで体温が低下しにくい状態になっているからです。

こうして、眠気や体温などの生体リズムの仕組みを考えてみると、よりよい睡眠の形、理想の睡眠環境というのが見えてくるはずです。

ここまでに、眠気にはリズムがあるというお話をしてきましたが、睡眠自体にもリズムがあります。図12のように、私たちは眠っている間に2つの睡眠を周期的に繰り返しているのです。一方をレム睡眠といい、もう一方をノンレム睡眠といいます。私たちは、レム睡眠、ノンレム睡眠を一晩の睡眠中に4～5回繰り返しています。レム睡眠中には夢を多くみます。図12をみると人は一晩に4回夢をみていることがわかりますね。

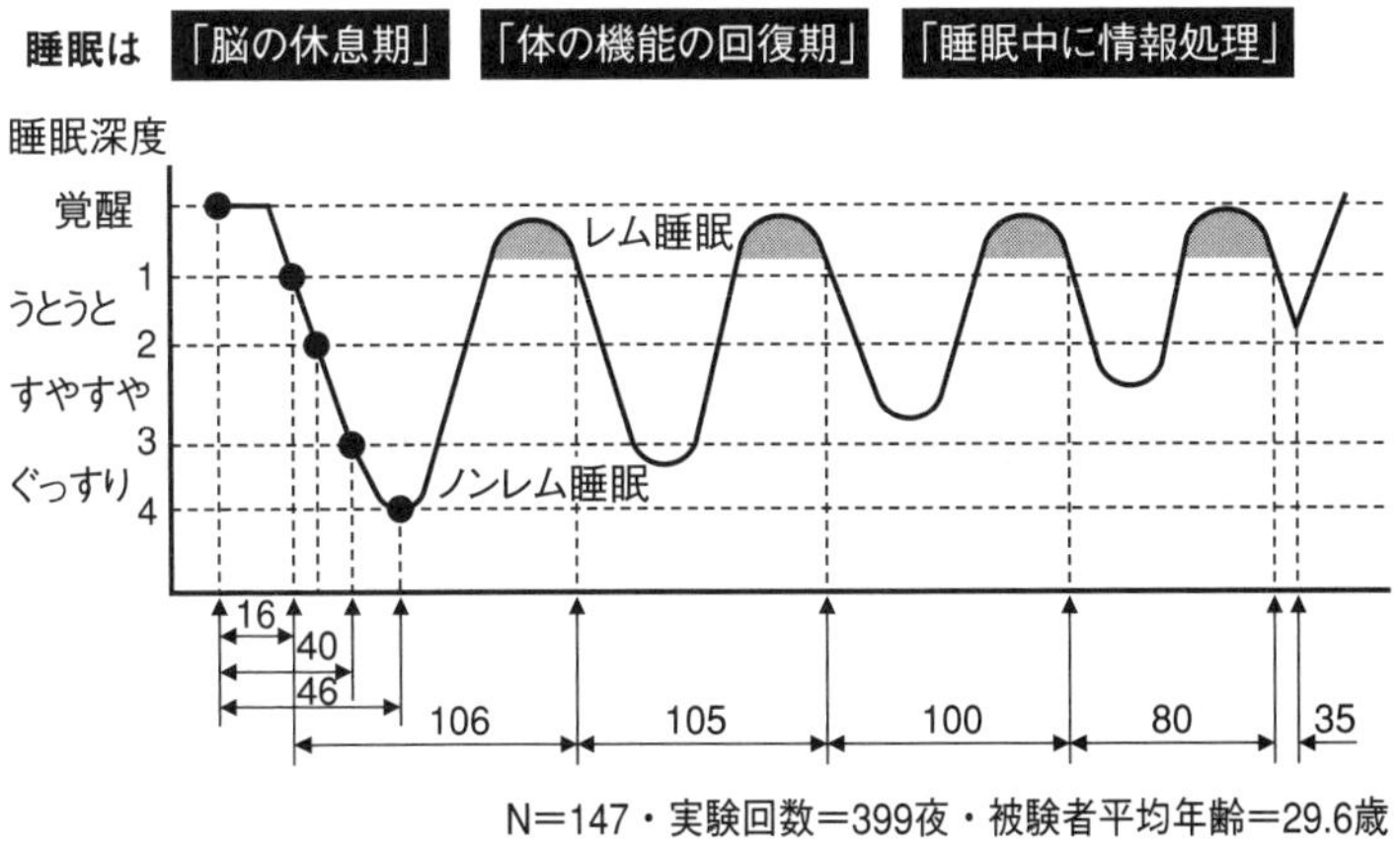
睡眠は
「脳の休息期」
「体の機能の回復期」
「睡眠中に情報処理」
睡眠深度
覚醒
1
うとうと
2
すやすや
3
ぐっすり
4
レム睡眠
ノンレム睡眠
16
40
46
106
105
100
80
35
N＝147・実験回数＝399夜・被験者平均年齢＝29.6歳

図12 眠りのリズム
(Sleep disorders Center, Stanford University)

5. 早起きするなら

「明日はゴルフで朝早いから、早めに寝なきゃ」という人がいます。ところがこれはあまり成功しません。入眠時間はその日の朝の起きた時刻で決まります。すでに2章で述べたように、睡眠を誘うホルモン・メラトニンが分泌されるのは起床の15～16時間後と決まっているからです。いつも朝7時に起きている人であれば、メラトニンの分泌は夜の22時頃から始まります。20時に床に入ってもなかなか寝つけません。メラトニンが分泌されると手足の末端から放熱されるようになり、体温は徐々に下がっていきます。1～2時間のうちに自然と眠気が出てくるのです。だいたい夜23時に就眠となるのが通常です。

そんな人が翌日の朝4時に起きなければいけないので、早めに寝ようと布団に入ったとします。ところがメラトニンの分泌は始まっていませんから、眠気が出てきません。「早く寝なきゃ」と焦れば焦るほど、眠気は遠のく一方。そこで寝酒などをしてしまったら、悪循環の始まりです。

朝早く起きるのであれば、前日に早起きして、準備を始めるとよいでしょう。前日の朝4時に起きれば、その日の18時頃からメラトニンの分泌が始まります。20時頃に眠気を感じて就眠すれば、翌朝のゴルフまでしっかり8時間睡眠がとれ、スコアも伸ばせるはず……。

早起きのためには、早寝ではなく、事前に計画的な早起きを心がけることです。

コラム3　エアロビで肥満？

ダイエットのため、健康維持のため、スポーツクラブに通っているという方が増えているようです。本章で、スムーズな入眠のためには、夕方から夜にかけて、スポーツや入浴で体温を上げておくことが有効だとお話しました。しかし、体温は、20時頃以降なだらかに低下して睡眠を誘います。夜遅くに激しい運動をすると、交感神経が高まり、体温も下がりにくくなります。当然、寝つきは悪くなります。これが日常化して睡眠不足になれば、肥満へとつながる可能性も。「運動してもやせない」「疲れているのに眠れない」という人は、運動する時間帯に問題があるのかもしれません。ダイエット目的であれば、激しい運動は夕方までにして、睡眠時間をしっかり確保しましょう。

5章　なのにあなたは京都へ行くの

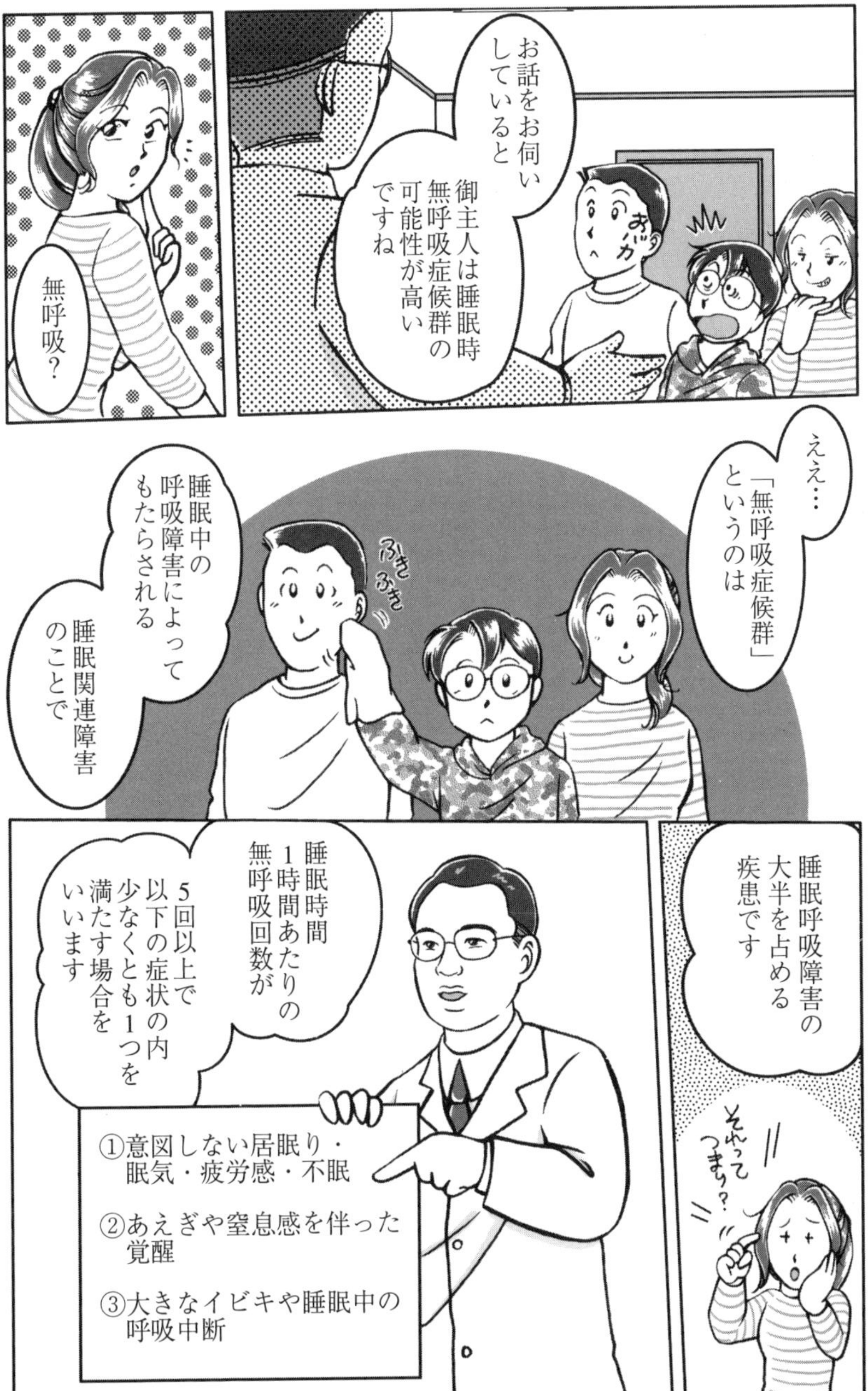
お話をお伺いしていると
御主人は睡眠時無呼吸症候群の可能性が高いですね
おバカ
無呼吸？
ええ…「無呼吸症候群」というのは
睡眠中の呼吸障害によってもたらされる
睡眠関連障害のことで
ふきふき
睡眠呼吸障害の大半を占める疾患です
それってつまり？
睡眠時間1時間あたりの無呼吸回数が
5回以上で以下の症状の内少なくとも1つを満たす場合をいいます
①意図しない居眠り・眠気・疲労感・不眠
②あえぎや窒息感を伴った覚醒
③大きなイビキや睡眠中の呼吸中断

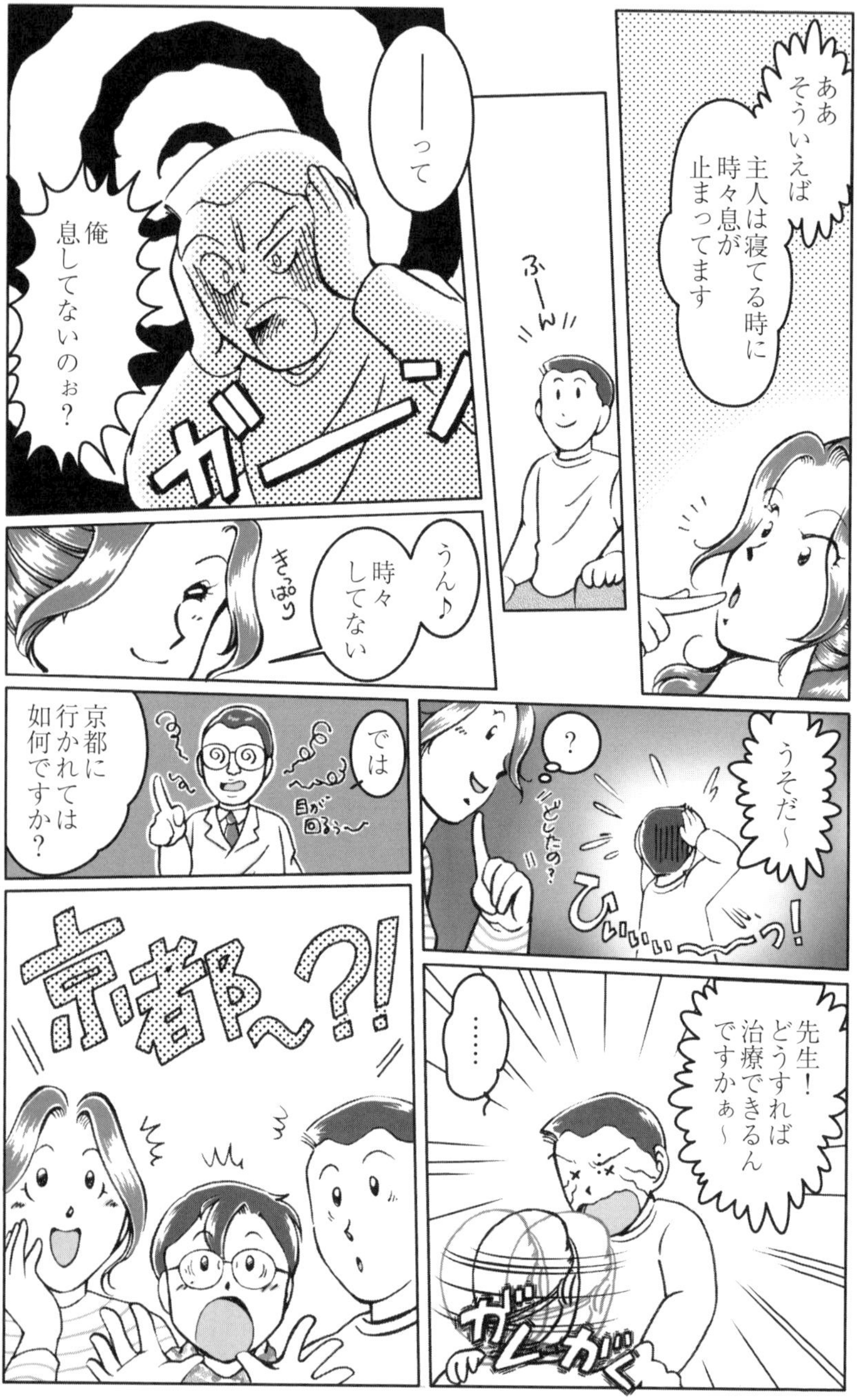
ああ そういえば 主人は寝てる時に 時々息が 止まってます
ふーん
――って
俺 息してないのぉ？
ガーン
うん♪ 時々 してない
きっぱり
うそだ～
？
どしたの？
ひぃぃぃぃ～～っ！
では
京都に 行かれては 如何ですか？
目が回るぅ～
先生！ どうすれば 治療できるんですかぁ～
……
がくがく
京都ぉ～？！

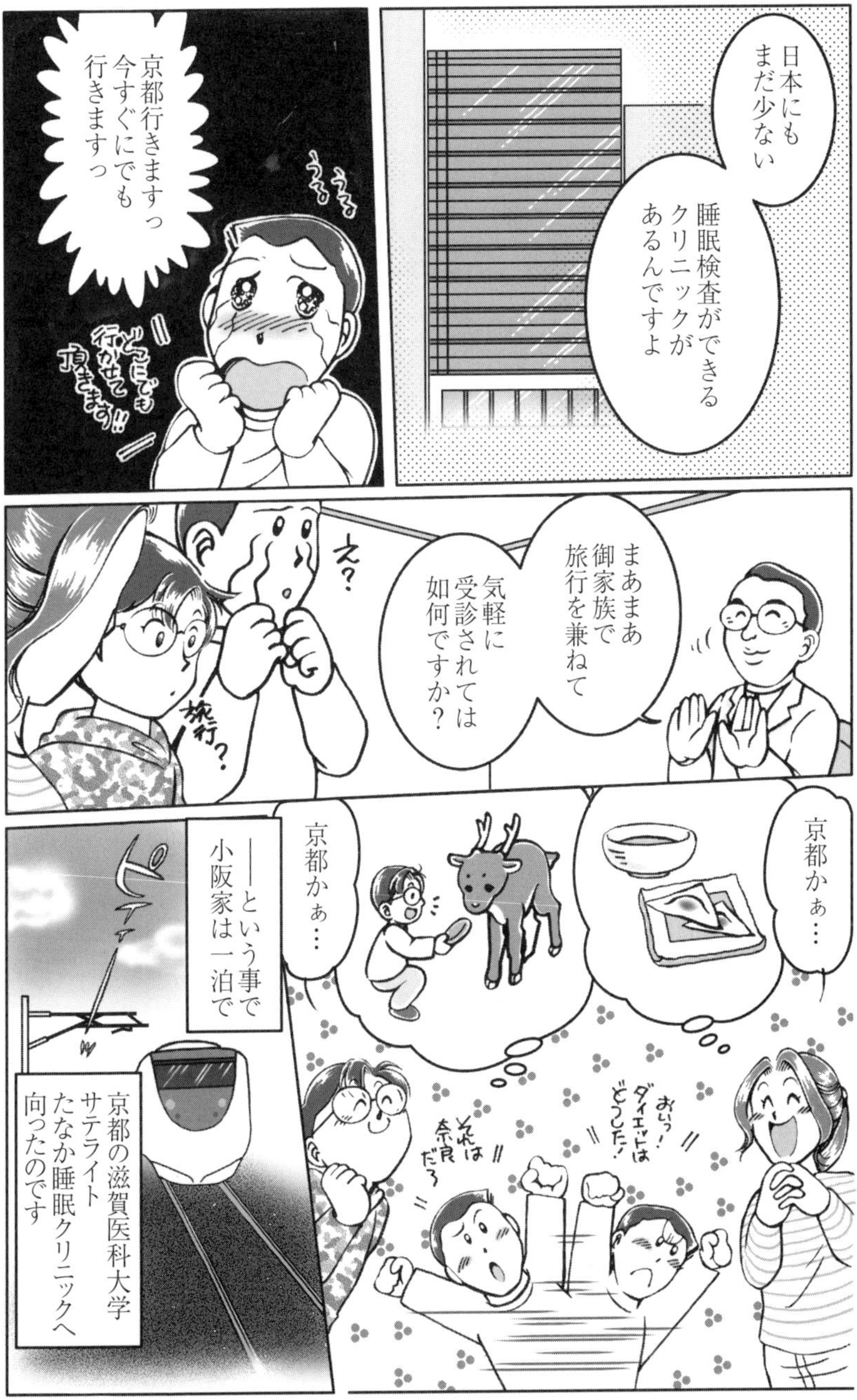
日本にもまだ少ない
睡眠検査ができるクリニックがあるんですよ
うるうる
京都行きますっ今すぐにでも行きますっ
どこにでも行かせて頂きます!!
まあまあ御家族で旅行を兼ねて
気軽に受診されては如何ですか?
えっ?
旅行?
京都かぁ…
京都かぁ…
おいっ!ダイエットはどうした!
それは奈良だろ
——という事で小阪家は一泊で
京都の滋賀医科大学サテライトたなか睡眠クリニックへ向ったのです

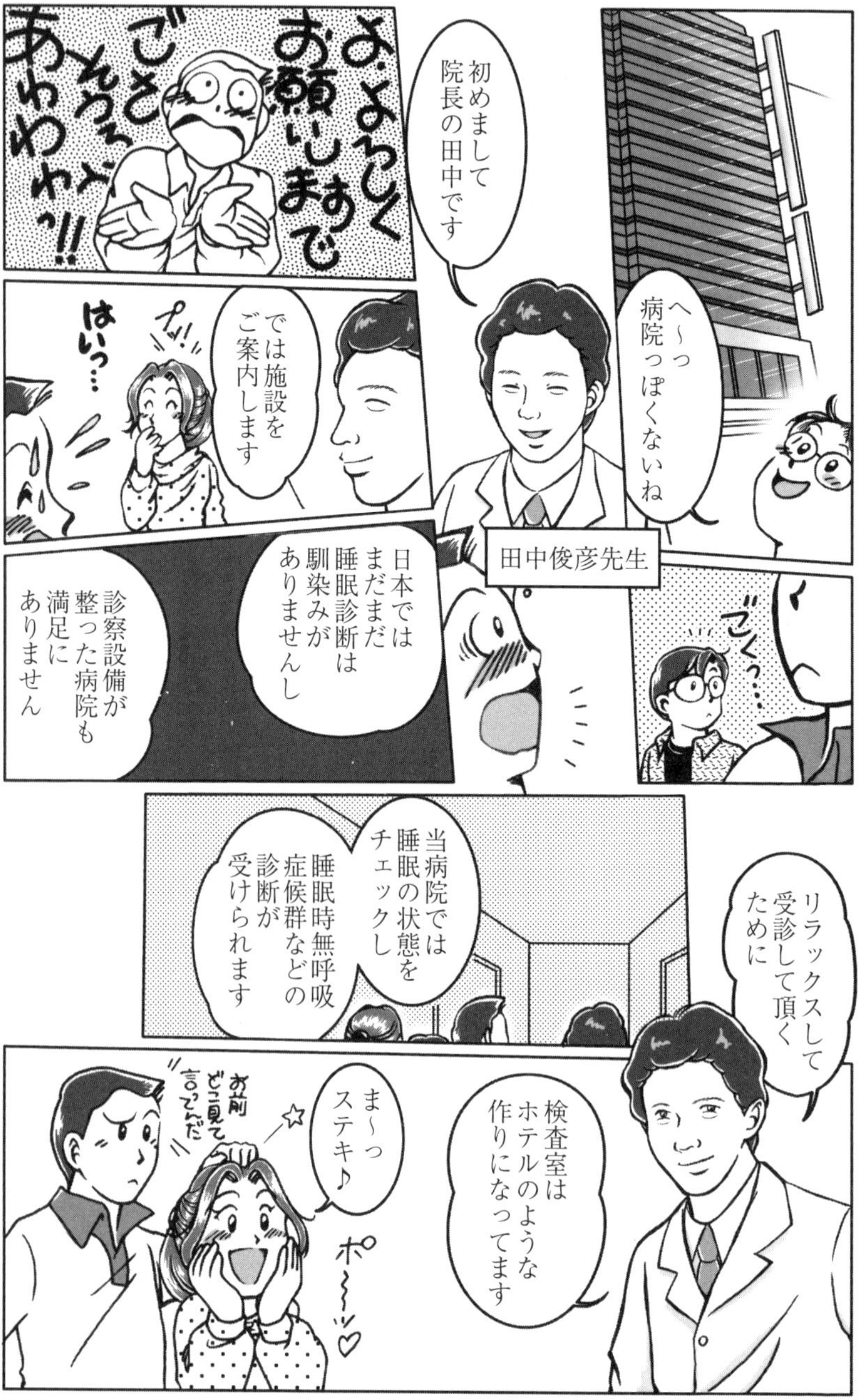
へ～っ 病院っぽくないね
初めまして 院長の田中です
田中俊彦先生
よ.よろしくお願いしますでござそうろ〜
あわわわっ!!
では施設をご案内します
ポッ!!
はいっ…
ごくっ…
日本ではまだまだ睡眠診断は馴染みがありませんし
診察設備が整った病院も満足にありません
当病院では睡眠の状態をチェックし
睡眠時無呼吸症候群などの診断が受けられます
リラックスして受診して頂くために
検査室はホテルのような作りになってます
ま～っ ステキ♪
お前どこ見て言ってんだ
ポ〜〜ッ♡

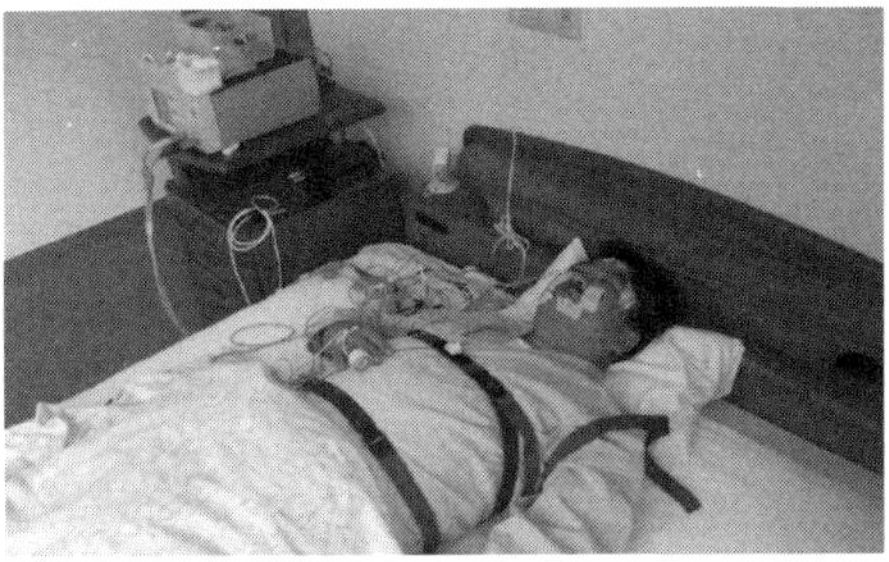

睡眠ポリグラフ検査

脳波から眼電図・
筋電図・口、鼻の気流
酸素飽和度・イビキ音等

体全体について
一晩中検査します

個室

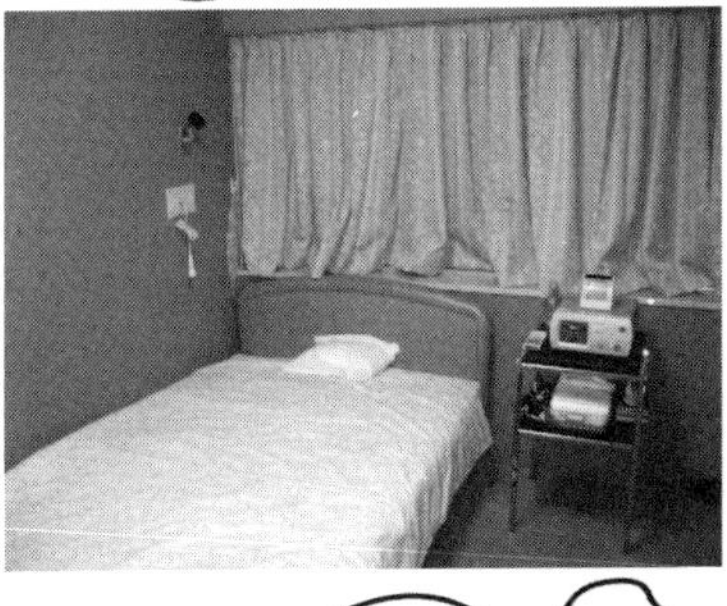

単に個室で
検査できる
だけでなく
ベット・照明・
空調に至るまで
睡眠に特化した
施設になっています

シャワー室

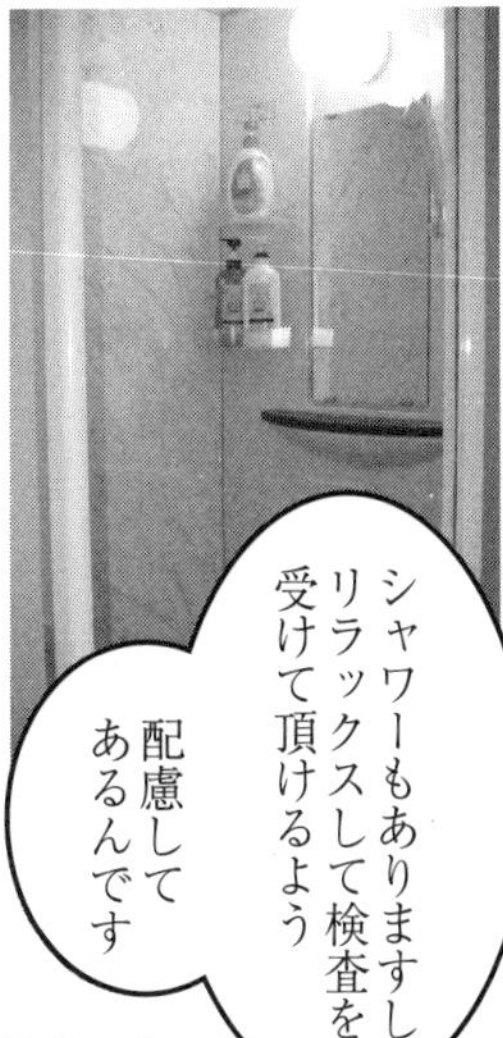

シャワーもありますし
リラックスして検査を
受けて頂けるよう
配慮して
あるんです

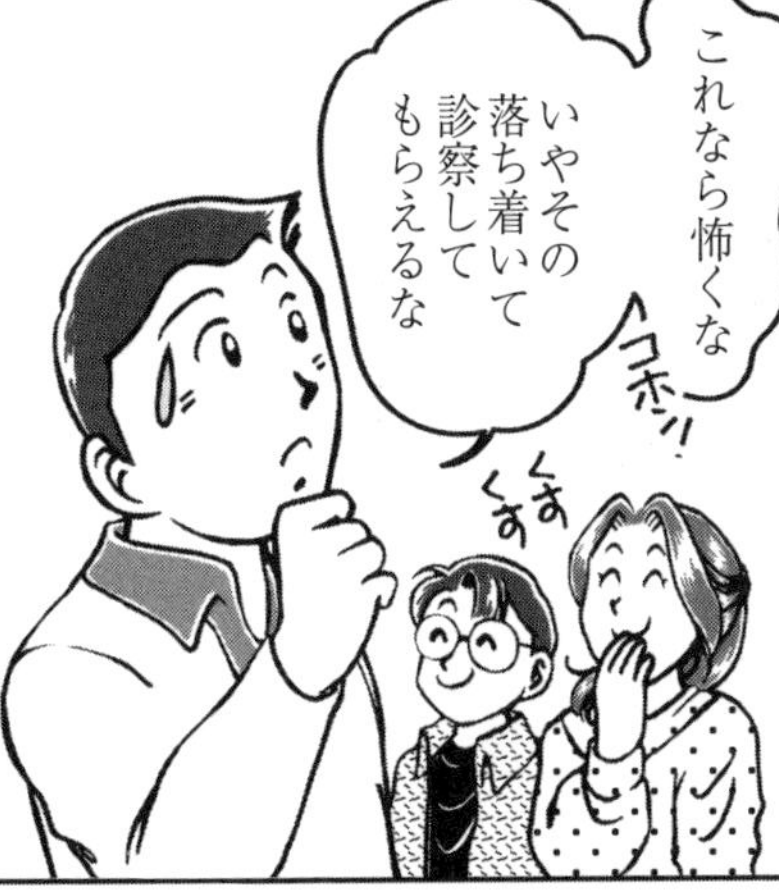
これなら怖くな
コホッ!!
いやその
落ち着いて
診察して
もらえるな
くすくす

たなか睡眠クリニック
http://www.kyotosleep.net/

1．はげしいイビキにご用心

あなたの身の回りに、イビキの激しい人はいますか？ 比較的低い音で心地よく寝ていることがわかるイビキから、まるで怪獣のような騒音を響かせるイビキまで、様々なイビキが思い浮かぶでしょう。ではどんなときにイビキをかくのでしょうか。

お酒をたくさん飲んだ後は、イビキをかきやすいといわれていますよね。これはお酒によって、上気道（鼻からのどへの空気の通り道）周辺の筋肉がゆるみ、空気が通りにくくなるためです。また、太っている人も、上気道周囲に脂肪がついて、空気が通りにくくなるためにイビキをかきやすいといわれています。

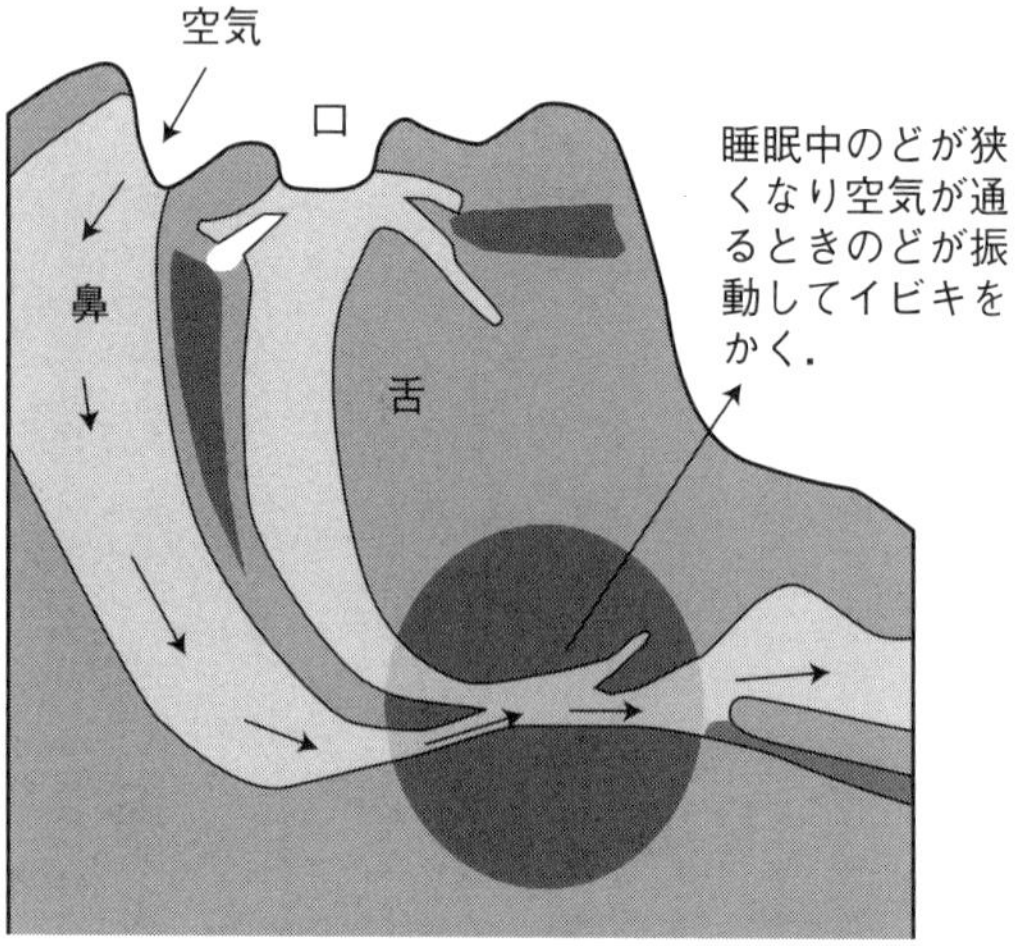

図13　イビキのしくみ
上気道（丸みで囲んだ部分）の筋肉がゆるみ振動して音がでる．

呼吸が深くなったり浅くなったり不規則で、さらにときどき呼吸が停止するようなイビキは、健康に害を及ぼします。もしかしたら「睡眠時無呼吸症候群」という病気かもしれません。

では、「睡眠時無呼吸症候群」とは、どんな病気なのか、見ていきましょう。

2．睡眠時無呼吸症候群とは？

睡眠と関連して起こる病気を総称で「睡眠障害」といいます。睡眠障害のうち約半数を占め、もっとも多い病気が「睡眠時無呼吸症候群」です。わりと知名度が高いので、名前を聞いたことがある人は多いでしょう。でも、この病気の本当の問題点は意外と知られていないのです。

まず、主な症状としては、激しいイビキをかく、睡眠中に何度も呼吸が止まるなどがあげられます。この状態では深い睡眠をとることができず、日中にかなりの眠気を感じたり、集中力が低下してしまいます。車を運転する仕事の人は、眠気によって仕事に支障をきたすだけでなく、時には命の危険にもさらされてしまいます。熟睡感が得られず、疲労も回復しないため、身体《からだ》はだんだん重くだるくなります。自律神経の働きもうまくできなくなり、放置しておくと全身に悪影響を及ぼしてしまいます。

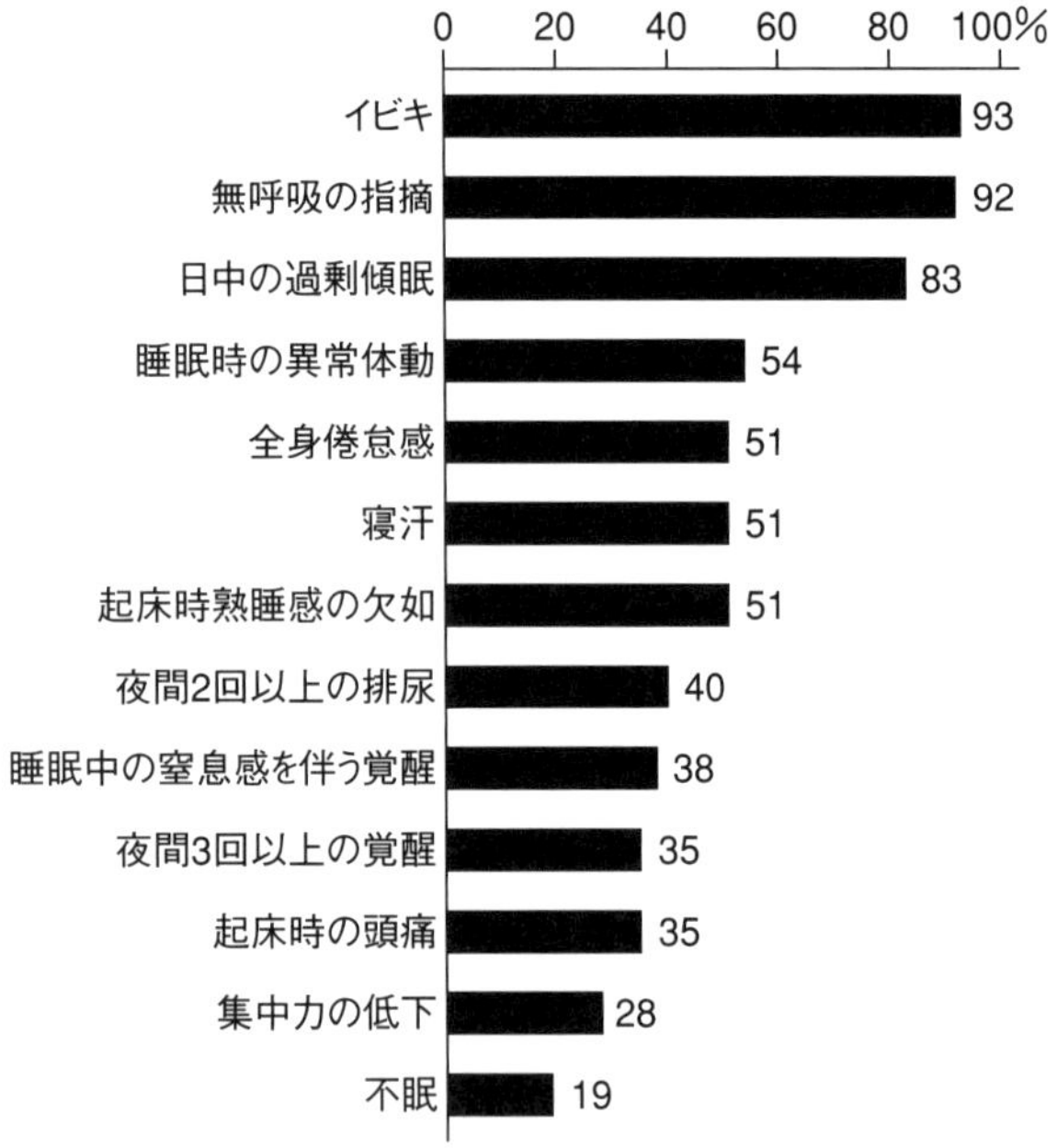
0
20
40
60
80
100%
イビキ 93
無呼吸の指摘 92
日中の過剰傾眠 83
睡眠時の異常体動 54
全身倦怠感 51
寝汗 51
起床時熟睡感の欠如 51
夜間2回以上の排尿 40
睡眠中の窒息感を伴う覚醒 38
夜間3回以上の覚醒 35
起床時の頭痛 35
集中力の低下 28
不眠 19

睡眠時無呼吸症候群：AHIが5以上で習慣性いびき，眠気などの自覚症状をもつ者．

図14　睡眠時無呼吸症候群のいろいろな症候

（榊原博樹 他，日本臨床58：1575-1585，2000）

睡眠時無呼吸症候群の定義は、10秒以上続く無呼吸あるいは酸素の欠乏を伴う低呼吸が、睡眠1時間に5回以上起こり、睡眠や日中の活動に支障をきたすもの、とされています。ただ、眠気以外の自覚症状が乏しく、自分ではなかなか気づかないケースもあります。多くは家族や友人、同僚に指摘されることで初めて気づくようです。京都大学の調べによると、働く世代の14％が睡眠時無呼吸症候群であったという報告があります。

睡眠時無呼吸症候群は、子供から大人まで、すべての人に起こりうる病気です。ところが、眠っている間に起こるという性質上、発見が非常に遅れがちです。また、自覚症状は眠気の他、うつ傾向、イライラ、夜間の頻尿、インポテンツ他症状と多岐にわたります。その結果、患者さんは睡眠時無呼吸症候群と気づかずに、精神神経科、呼吸

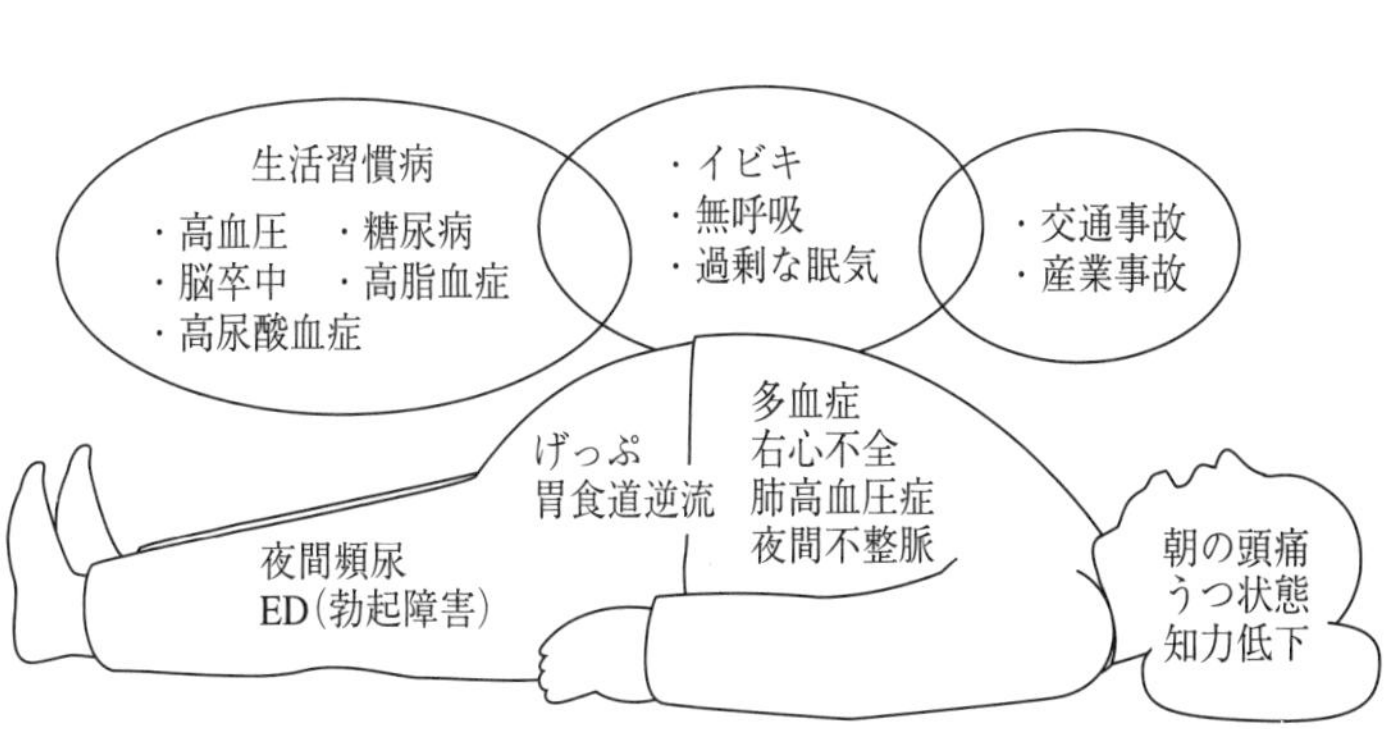

図15　睡眠時無呼吸症候群と様々な病気

器内科、整形外科、泌尿器科など、様々な診療科を受診して、混乱してしまうことが少なくありません。結局、正しい診断と治療が行なわれないまま、時には心筋梗塞になって初めて睡眠時無呼吸症候群であったと診断されることだってあるのです。

この睡眠時無呼吸症候群のいちばんの問題点は何でしょうか。睡眠時無呼吸症候群は、様々な病気との関連が深く、ある意味、この病気があることで他の病気を寄せ付けてしまうといえるかもしれません。

例えば、睡眠時無呼吸症候群の人は健常者に比べると、脳血管障害のリスクが4倍に、心臓疾患のリスクが3倍に、そして高血圧のリスクは2倍になるといわれています。また、睡眠時無呼吸症候群が疑われて、睡眠検査を受けた男性49名のうち、約4割がメタボリックシンドロームであったというデータもあります。睡眠時無呼吸症候群は早期発見と早期治療が必要な病気なのです。

では、この病気はどこで診断を受けられるのでしょうか。イビキということで耳鼻科を訪れる方も多いでしょう。無呼吸ということで呼吸器科を訪れる方もあるでしょう。簡易検査ができる診療所も増えてきましたが、まずは、睡眠やイビキについて、きちんと検査のできる医療機関を選ぶことです。睡眠外来という形で診療しているクリニックや病院がベストといえます。

マンガのなかで太郎さんが検査を受けた滋賀医科大学サテライト「たなか睡眠クリニック」のように、検査機器がすべて揃って、一泊入院設備も整った睡眠専門のクリニックが全国にもう少し増えればよいのですが、今のところは十分でないのが現状です。

では次に、睡眠外来ではどんな検査をするのか見ていきましょう。

3．診察の方法

睡眠時無呼吸症候群はどのような検査で診断されるのでしょうか。まずは、身体の状態（鼻やのどの状態）を診察します。もちろん、眠気などの自覚症状も本人に確認しますが、きわめて主観的な意見になってしまうため、家族やベッドパートナーから問診も非常に重要となります。

また、肥満度（ＢＭＩ）の算出（88ページ参照）、エックス線撮影（セファロメトリー）による気道の広さの確認などを行ないます。この撮影によって、気道の閉塞状態を数値で把握することができます。

もちろんこれらの検査に、痛みや身体への負担はありませんので、ご心配なく。ただし、この検査だけでは診断ができません。睡眠時無呼吸症候群の定義である「10秒以上続く無呼吸および低呼吸が、1時間に5回以上起こる」かどうかをチェックすることはできないのです。

そこで必要になるのが、睡眠ポリグラフ検査です。これは睡眠中の身体の状態や呼吸の状態を調べる検査で、脳波、顎《あご》の筋電図、眼球運動、呼吸状態、胸腹部運動、食道内圧、動脈血酸素飽和度、心電図、イビキ音、脚の筋電図などを同時に測定します。検査機器のある医療機関に1泊してもらい、検査します。この検査機器はすべての医療機関に置いてあるわけではありません。治療は行なえても、検査は別の機関で……というケースも少なくありません。睡眠を専門とする医療機関にはたいてい置いてあります。検査が終了すると数日後に睡眠中の無呼吸の回数などの結果がでます。

少し紹介させていただくと、滋賀医科大学には日本で初めて、睡眠医療と関連する領域の研究、睡眠学の教育を目的として、睡眠学講座が開設されました。社会問題や健康被害と睡眠の関係性を明らかにして、睡眠の重要性を訴えていくよう、活動しています。睡眠障害センターでは、診療科を超えた適切な診断と治療を行なっていますし、一般の方にも睡眠の基礎知識を知っていただくよう、小中学校で睡眠講話をしたり、市民講座なども開催しています。子どものいびき、大人の無呼吸についてはホームページ（http://www.hyssa.com/shiga）も参考にしてください。睡眠知識の普及に睡眠指導士養成講座を開講していますのでご参加下さい（http://www.sasjp.net）。

6章　飾りじゃないのよノドチンコ

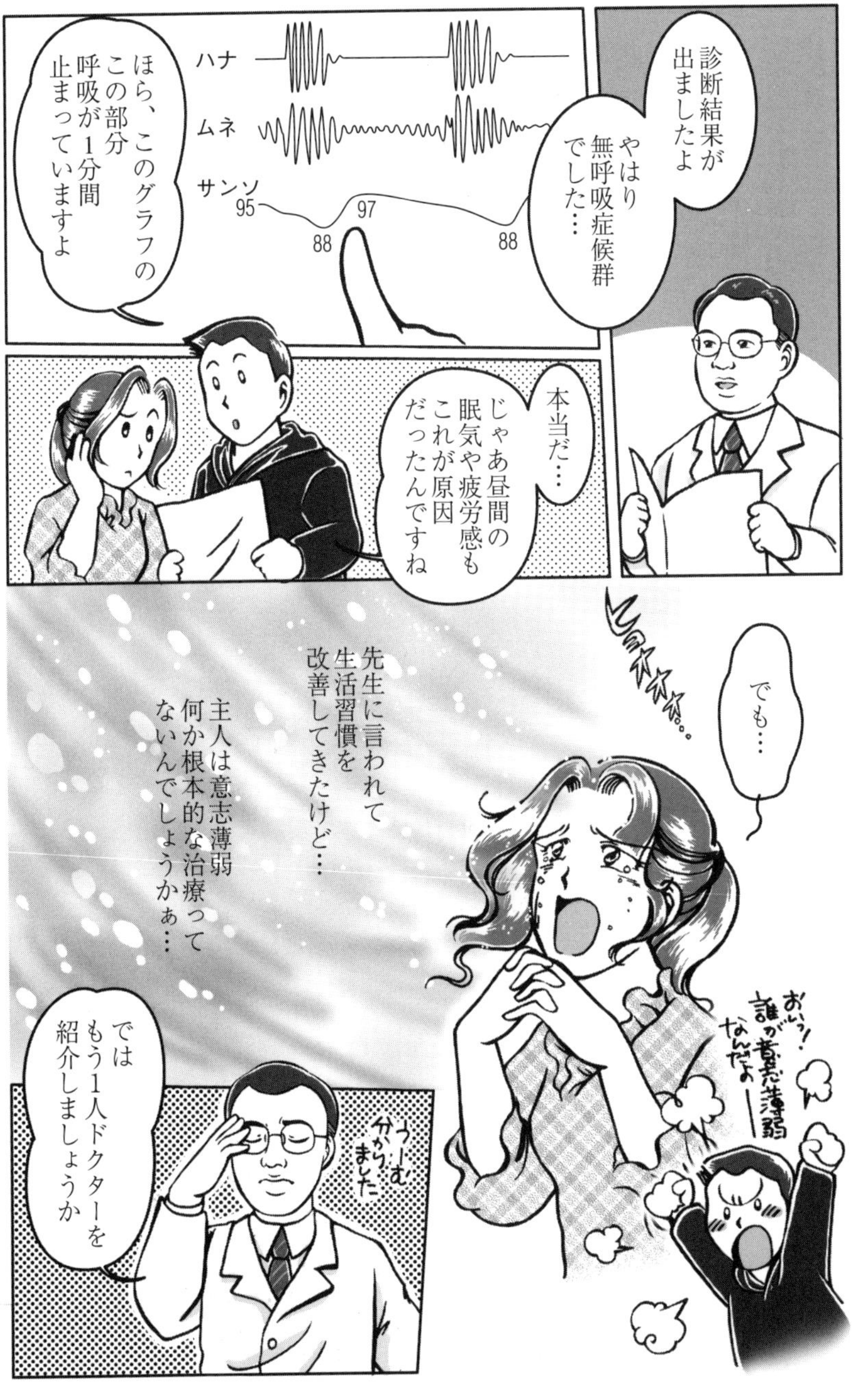

診断結果が出ましたよ
やはり無呼吸症候群でした…
ハナ
ムネ
サンソ
95
97
88
88
ほら、このグラフのこの部分呼吸が1分間止まっていますよ
本当だ…
じゃあ昼間の眠気や疲労感もこれが原因だったんですね
でも…
先生に言われて生活習慣を改善してきたけど…
主人は意志薄弱何か根本的な治療ってないんでしょうかぁ…
おいっ！誰が意志薄弱なんだよー
うーむ分かりました
ではもう1人ドクターを紹介しましょうか

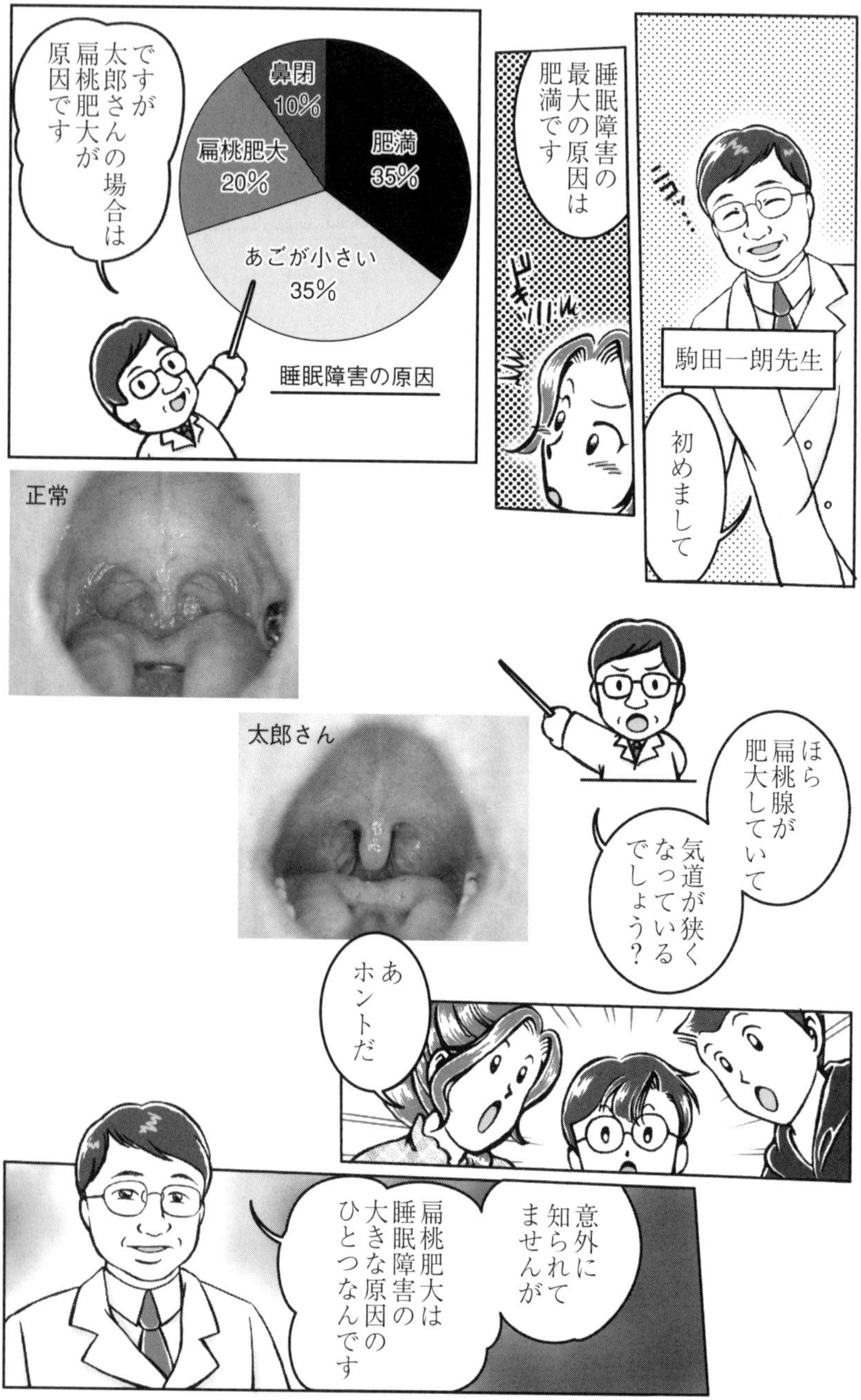

初めまして
駒田一朗先生
睡眠障害の最大の原因は肥満です
睡眠障害の原因
肥満 35%
鼻閉 10%
扁桃肥大 20%
あごが小さい 35%
ですが太郎さんの場合は扁桃肥大が原因です
正常
太郎さん
ほら扁桃腺が肥大していて
気道が狭くなっているでしょう?
あ ホントだ
意外に知られていませんが
扁桃肥大は睡眠障害の大きな原因のひとつなんです

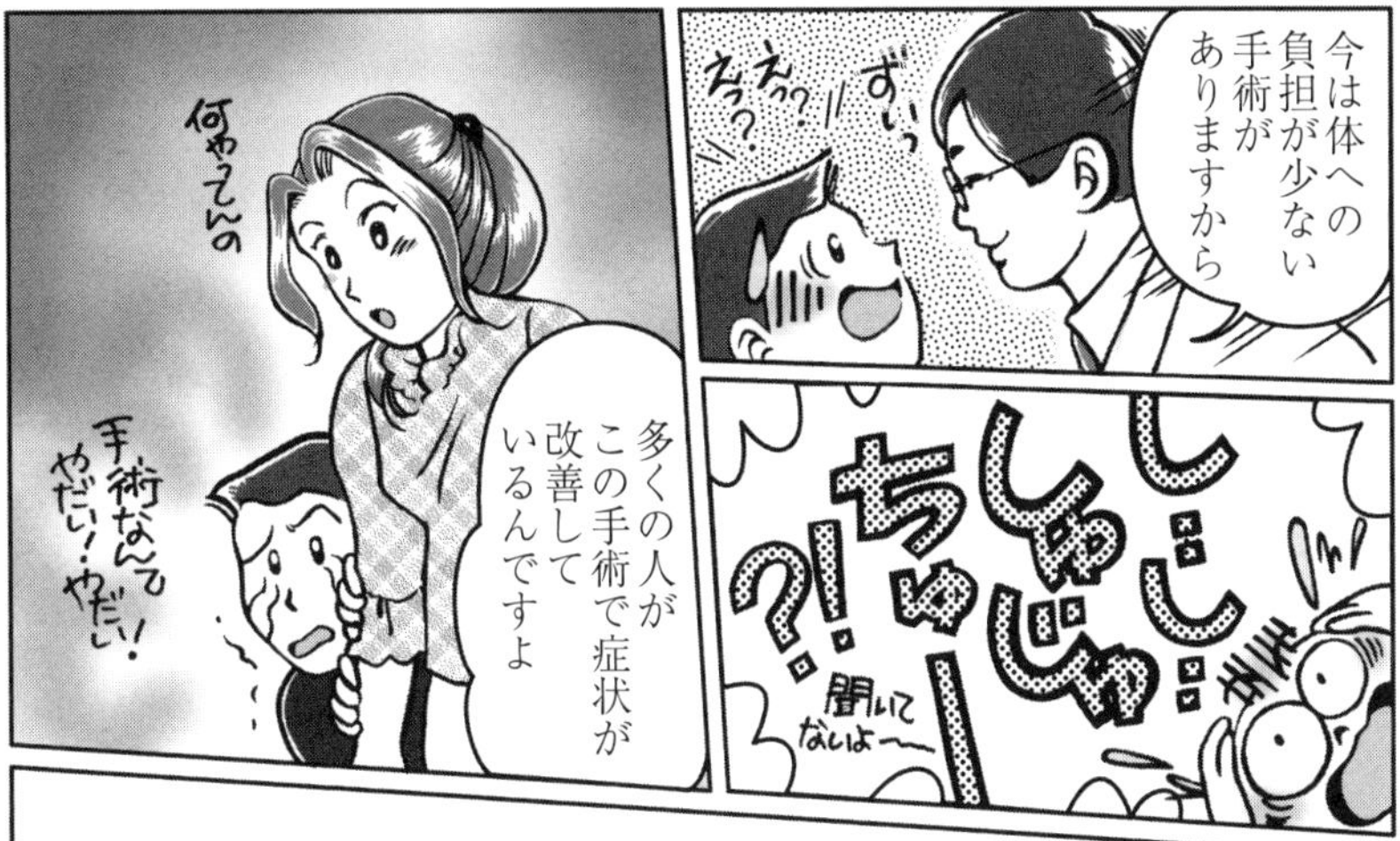
今は体への負担が少ない手術がありますから
ずいっ
えっ??えっ??
多くの人がこの手術で症状が改善しているんですよ
何やってんの
手術なんてやだい!やだい!
聞いてないよ〜

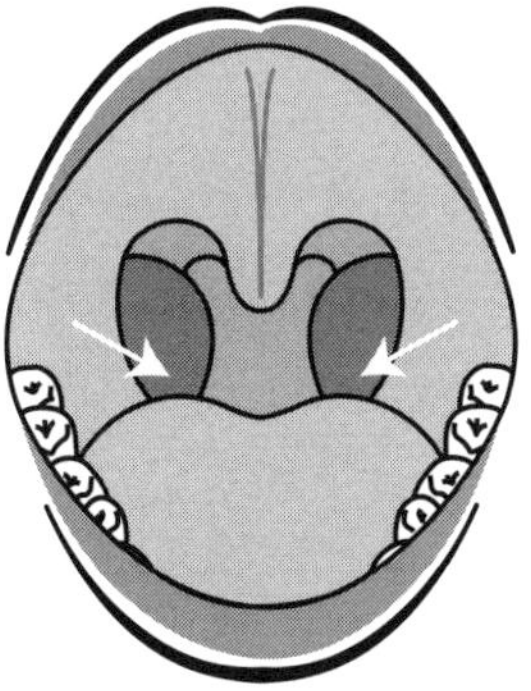

手術前

口蓋扁桃が大きく（矢印）
咽頭が狭くなっています

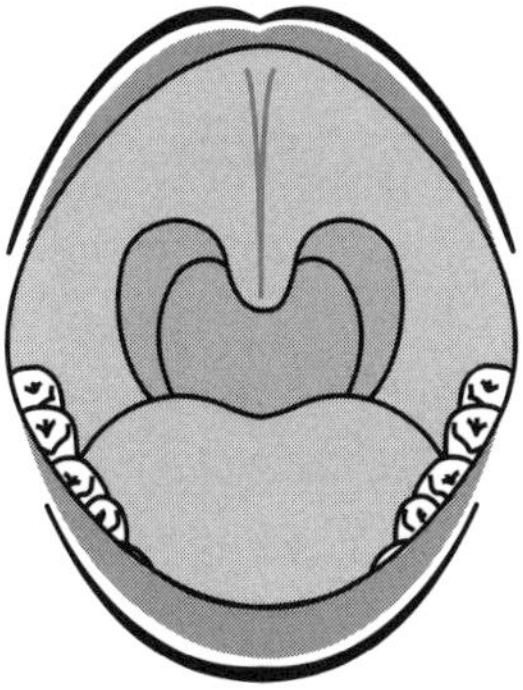

手術後

手術により咽頭が広くなっています

手術後10日前後で，通常の生活に戻ることができます．

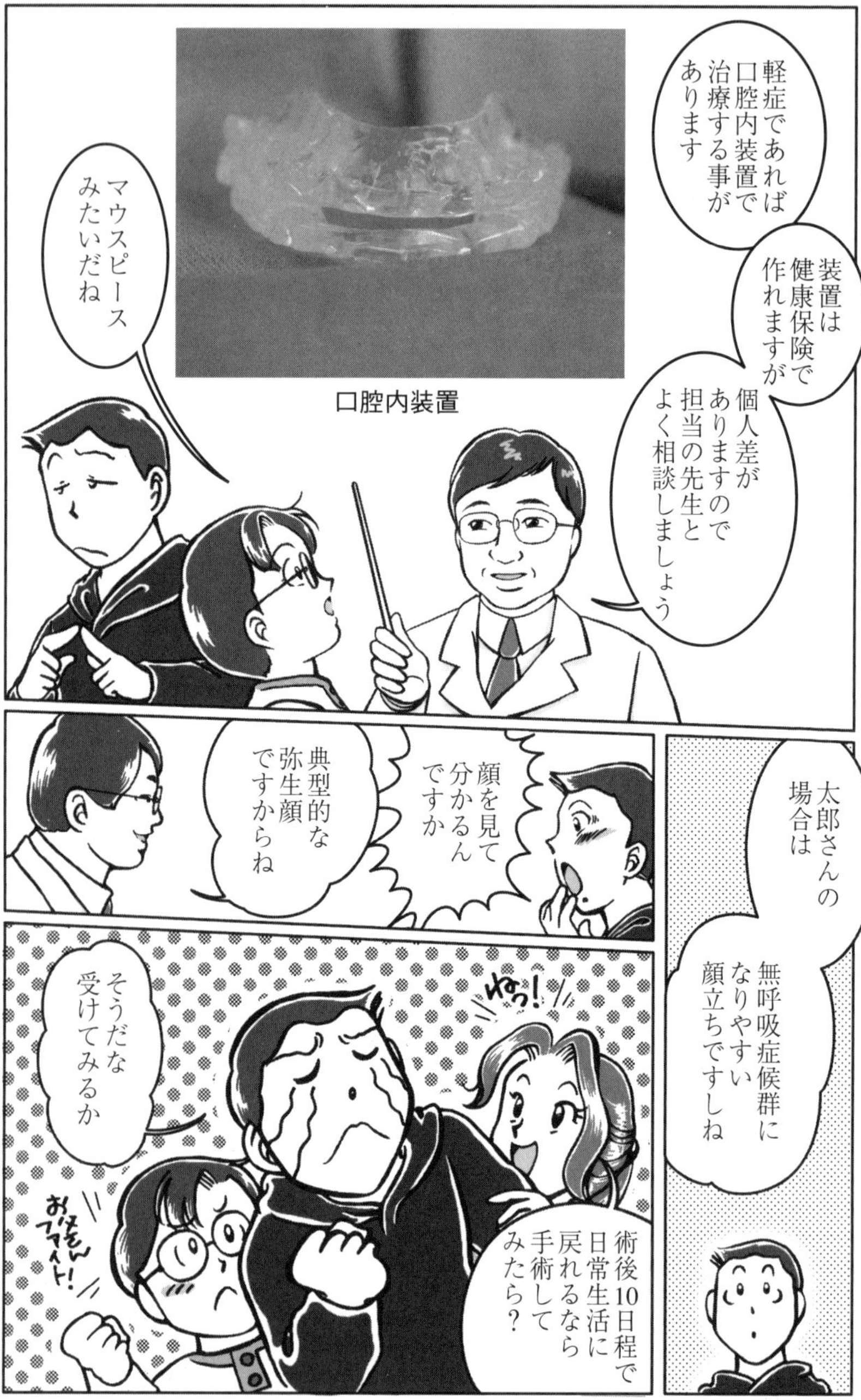
軽症であれば口腔内装置で治療する事があります
装置は健康保険で作れますが
個人差がありますので担当の先生とよく相談しましょう
マウスピースみたいだね
口腔内装置
太郎さんの場合は
無呼吸症候群になりやすい顔立ちですしね
顔を見て分かるんですか
典型的な弥生顔ですからね
ねっ!
術後10日程で日常生活に戻れるなら手術してみたら?
そうだな受けてみるか
ファイト!

1．いちばんの原因は「肥満」

睡眠時無呼吸症候群の原因で、もっとも多いのが肥満です。私達のデータでは全体の35％が肥満が主原因と考えています。太っていると、空気の通り道である気道の周囲にも脂肪がつきます。これによって、気道内部が狭くなり、無呼吸が起こりやすくなるのです。

肥満が原因で睡眠時無呼吸症候群になっている場合は、正しいダイエットで10％の減量をオススメしています。きちんとダイエットすることによって、睡眠時無呼吸症候群が改善します。

実際に、ダイエットに成功すれば、図16のように気道がしっかり確保されます。こうなれば、呼吸は楽になり、無呼吸も解消されます。

そもそも、肥満そのものは身体《からだ》にとって、よ

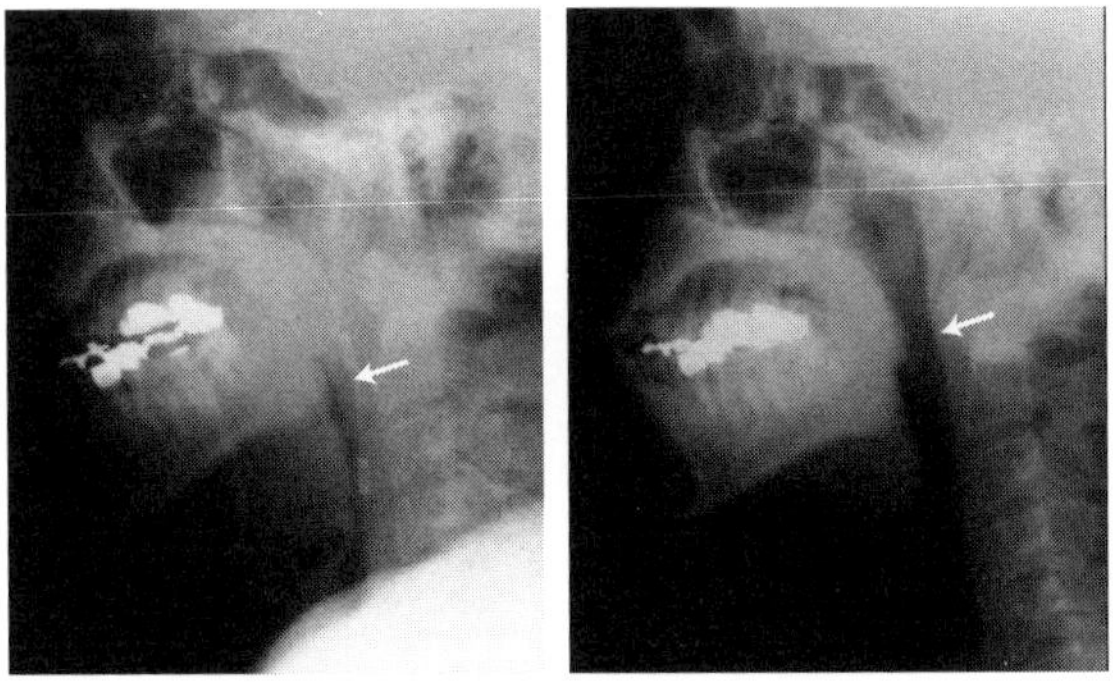

図16　ダイエットによって気道が確保された例
ダイエット前112 kg（写真左）→（矢印部分）ダイエット後89 kg（写真右）

い影響がありません。睡眠時無呼吸症候群だけでなく、高血糖や高血圧、高脂血症なども招き、心臓疾患や脳血管疾患の温床となってしまうのです。イビキがひどい人は、一度自分の適正な体重である標準体重を計算してみて、肥満度が高くないか、チェックしてみましょう。

コラム4．標準体重の計算の仕方

肥満の基準は何で診断するのでしょうか。日本肥満学会が指標として出しているのが、ＢＭＩ（Body Mass Index）です。計算方式は「体重（kg）÷身長（m）÷身長（m）」です。例えば、身長が１７０cm、体重が65kgの人の場合……

65÷1．7÷1．7＝22．49

となります。この数値が22を標準体重としていて、25以上を肥満1度、30以上を肥満2度、35以上を肥満3度、40以上を肥満4度としています。ただし、ＢＭＩはあくまで目安です。

2．縄文顔と弥生顔

肥満が睡眠時無呼吸症候群の大きな要因だとすれば、日本はそんなに肥満率が高くないため、他の国よりも患者が少ないと思われていました。ところが、全人口の約20％が肥満者といわれる、肥満大国・アメリカと比べても、二国間で睡眠時無呼吸症候群の有病率にはたいした差がないことがわかってきました。この理由は顔の骨格、顔立ちにありました。

睡眠時無呼吸症候群が起こりやすい顔というのがあります。今流行の、顎《あご》が細くて小さい、いわゆる小顔です。彫りの深い、骨格がしっかりした顔立ちではなく、平面的で細長い顔立ちの方が、睡眠時無呼吸症候群が起こりやすいと考えられています。これは、顎が小さい、あるいは下顎が後退していると、構造的に気道が狭くなるからです。

欧米の人の顔立ちは前後に深い顔立ちであるのに対し、日本人の顔は前後に薄く細長い顔立ちです。肥満の程度が軽くても、睡眠時無呼吸症候群の有病率に差がないのはこのためと考えられています。

顎が小さい、あるいは下顎が後退しているために睡眠時無呼吸症候群になっている人は、全体の約35％です。北海道や沖縄県、鹿児島県には睡眠時無呼吸症候群の人が少ないといわれています。日本人の顔立ちも大きく分けると、2タイプあり、彫りが深く、しっかり

縄文顔　彫りが深く立体的

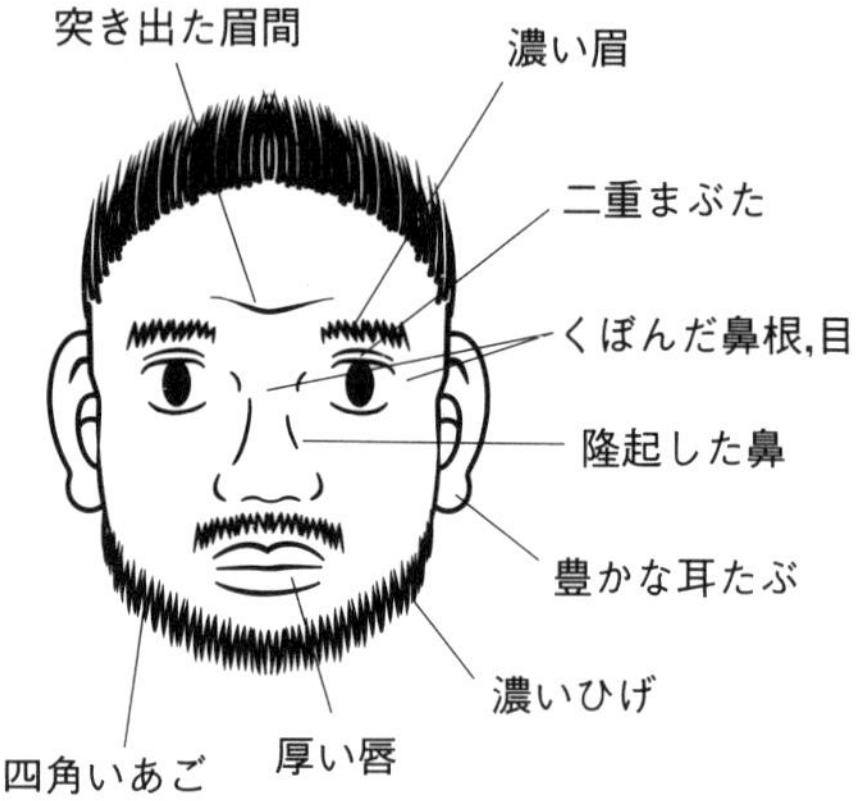
突き出た眉間
濃い眉
二重まぶた
くぼんだ鼻根,目
隆起した鼻
豊かな耳たぶ
濃いひげ
四角いあご
厚い唇

歯は小さめで，噛み合わせがよい

弥生顔　彫が浅く扁平

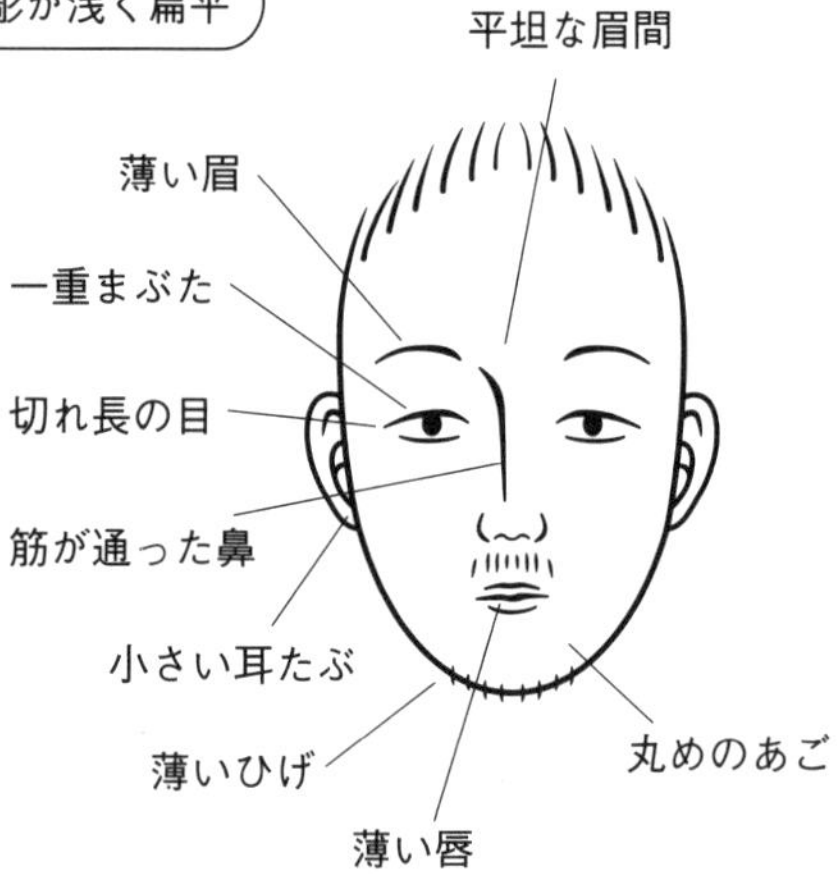
平坦な眉間
薄い眉
一重まぶた
切れ長の目
筋が通った鼻
小さい耳たぶ
薄いひげ
丸めのあご
薄い唇

歯は大きめで，上が出ている

図17　縄文顔と弥生顔

した骨格の顔立ちは、いわゆる「縄文顔」といわれています。一方、顎が小さく、細長い顔立ちは「弥生顔」です。北海道や沖縄県、鹿児島県の人の顔立ちは、どちらかというと縄文顔です。つまり、睡眠時無呼吸症候群になりにくい顔なのです。

専門家は、この顔立ちを分類するためには、「顔面軸（Facial Axis）」という数値を用います。顎のラインと、目と耳をつないだラインの交差する部分の角度を表すものです。数値を測ってみると、欧米人の平均は90度、日本人の平均は86度、睡眠時無呼吸症候群の人の平均は79度、というデータでした。つまり、この角度が小さければ、睡眠時無呼吸症候群になりやすいといえるのです。専門医は顔を見ただけで、睡眠時無呼吸症候群の有無がわかる場合もあります。

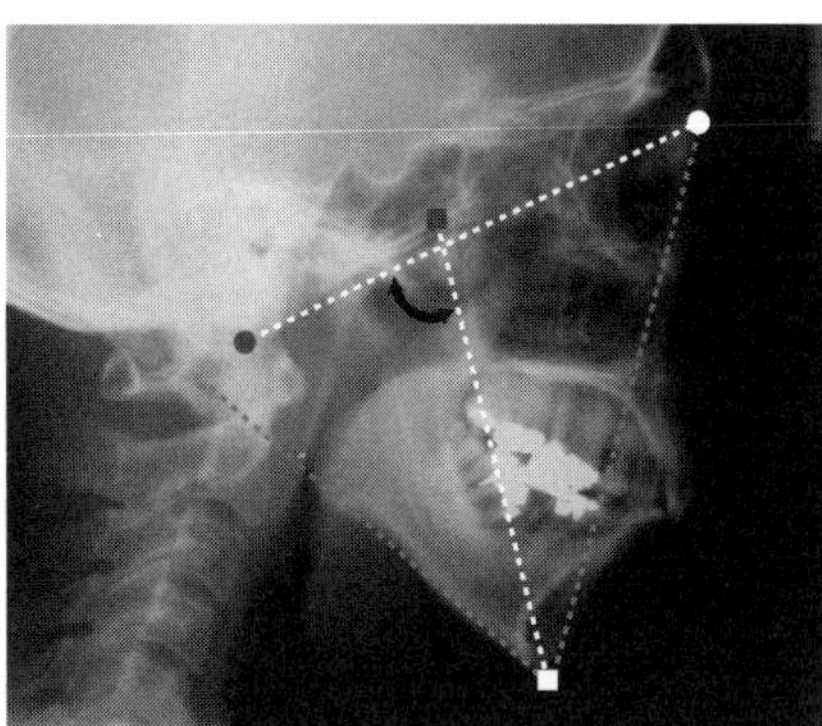

図18　顔面軸（Facial Axis）

3.「扁桃肥大」も原因

睡眠時無呼吸症候群の意外な原因としてあげられるのが、のどの疾患です。のどの奥の部分にある咽頭扁桃（アデノイド）は、リンパ組織の塊でできています。ここが何らかの理由で肥大してしまう状態を「咽頭扁桃肥大」またの名前を「アデノイド増殖症」と呼びます。鼻の奥にあり、のどのつきあたりの上の方にある部分を指します。普通、扁桃と呼ばれるのは口蓋扁桃のことで、いわゆる「ノドチンコ」の左右にあるリンパ組織のことです。小児では口蓋扁桃肥大やアデノイド増殖症をきたしやすく、これが原因で睡眠時無呼吸症候群を引き起こしています。

小児の睡眠時呼吸障害の原因のほとんどは、

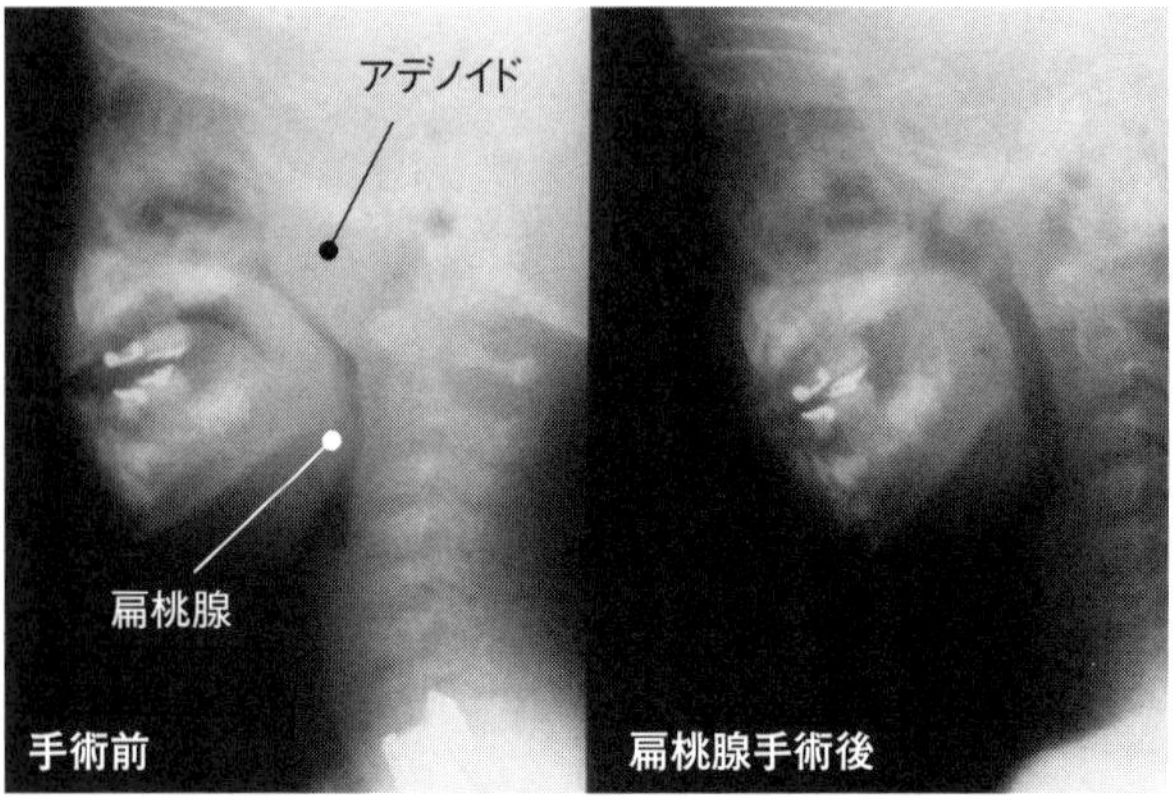

図19　扁桃腺の位置

このアデノイド増殖症といわれています。アデノイドは2～4歳の頃に、口蓋扁桃は、4～6歳の頃に頻繁に認められます。どちらも幼児期、学童期に生理的な増殖・肥大の時期を迎え、その後徐々に小さくなっていき、思春期にはほとんど形がわからなくなります。リンパ組織ですから感染防御の役割を果たしているため、カゼなどで炎症を繰り返すと、大きくなるといわれています。ただ、なぜ病的なまでに大きくなってしまうのか原因ははっきりしていません。生まれつきの体質の差ともいわれますが、原因は解明されていないのが現状です。

ところで、この口蓋扁桃肥大は成人でも起こります。睡眠時無呼吸症候群の約20％が、口蓋扁桃肥大が原因です。もともとの体質という人もいれば、30歳以降に急性扁桃炎になって、扁桃肥大の状態が長期間続いたために、睡眠時無呼吸症候群になった人もいます。

個人差はありますが、扁桃肥大の場合は切除手術やレーザーによる形成術によって、睡眠時無呼吸症候群はかなり改善します。約4割の患者さんは手術で治るといわれています。「手術までしなければいけないの？」と思う人がいるかもしれませんが、原因がのどの部分の狭窄にあり、物理的に取り除くことが可能であれば手術も選択肢の一つと考えてよいでしょう。長期にわたって睡眠時無呼吸症候群が続くことによる身体への悪影響の方が、手術を受ける負担よりも深刻です。

ただし、手術単独では効果が望めないケースもあり、他の治療を併用することもあります。口蓋扁桃肥大だけでなく、肥満もある場合は減量も必要です。ＣＰＡＰ（持続陽圧呼吸療法）という睡眠中にマスクを装着し、鼻から気道に圧力をかける方法や、睡眠中に口腔内装置というマウスピースを口にはめて治療する方法などがあります。

いまでは、様々な治療法があり、選択するのは患者さん本人です。仕事の状況やライフスタイル、生活環境に合わせて、自分にあった治療法を選べるようになっています。

治療や手術で睡眠時無呼吸症候群を克服した患者さんは、皆口をそろえて同じことをおっしゃいます。「なんでもっと早く治療を受けなかったのか……」。つまり、それだけ身体が楽になり、睡眠の喜びを痛感したということでしょう。太郎さんのように適切な治療で、人

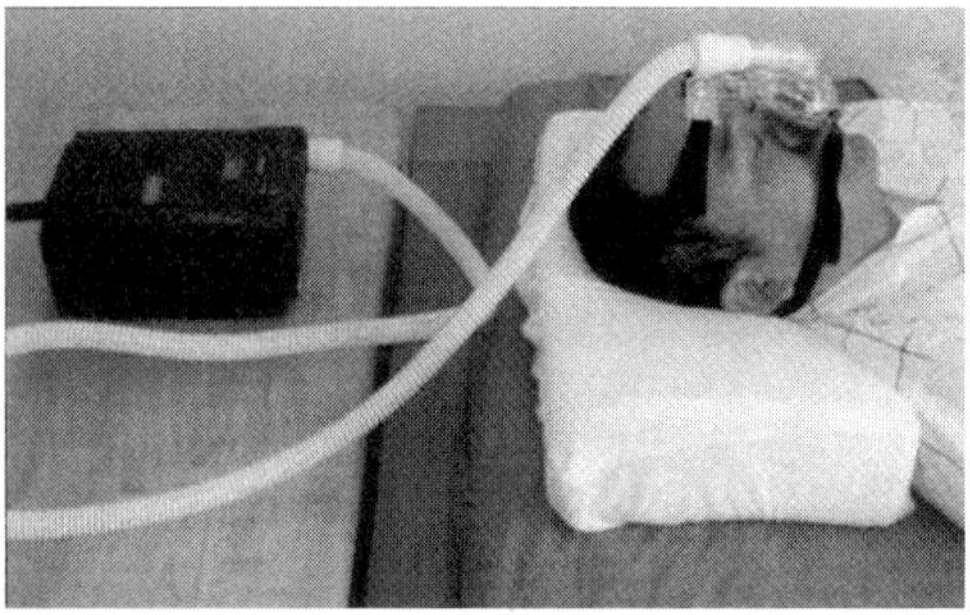

図20　CPAP治療

生が一変するといっても過言ではありません。あなたも自分の睡眠状況を見直してください。健康のカギはそこにあります。

ここまで、睡眠環境の話から、睡眠時無呼吸症候群まで解説をしてきました。睡眠が人間の生命活動にとって、いかに大切なものであるか、おわかりいただけましたか？

7章　快眠のためのリラックス法

眠りにつく前には、心も体もリラックスさせることが大切です。過度の緊張や刺激は避けたいもの。そこで、自分なりの就眠儀式を作ってみてはいかがでしょうか。

聴くと心が和む音楽をかけたり、大好きな作家の本を読んだり、ぬるめのお風呂にゆっくり入ったり……。心が落ち着き、体がほぐれるようなリラックス法を探してみましょう。

そこで、ひとつオススメしたい方法があります。ストレスで心が緊張しっぱなし、運動不足で体もガチガチな現代人にぴったりのストレッチです。筋肉トレーニングではなく、筋肉が伸びていることを実感できる程度の簡単な運動ですから、どなたでも行なうことが可能です。眠る前に、布団の上でゆっくり息を吐きながら行なってみてください。

ぐっすり眠るための簡単ストレッチ

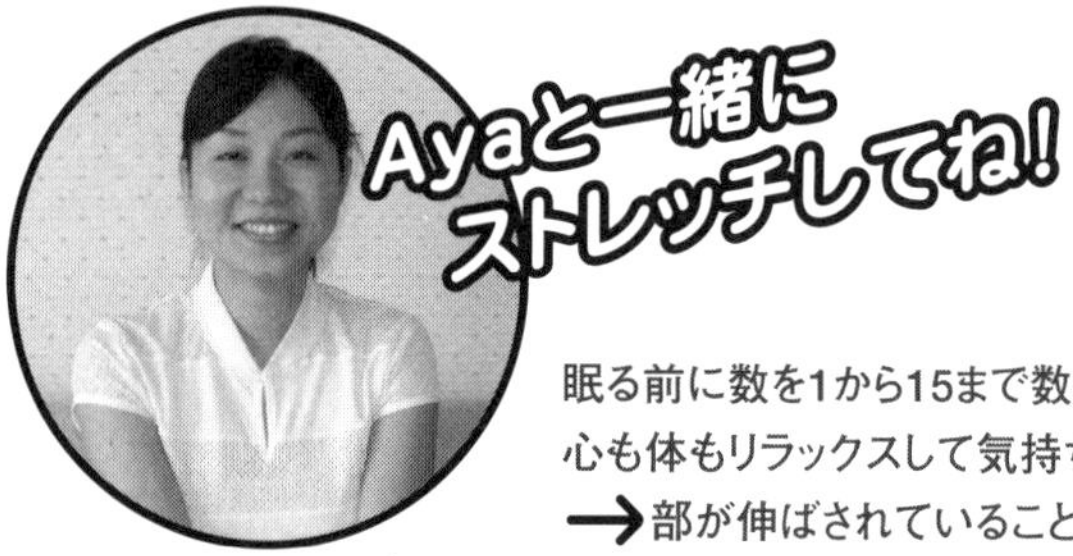
Ayaと一緒に
ストレッチしてね!

眠る前に数を1から15まで数えながらゆっくりと行なうと心も体もリラックスして気持ちよく眠れます。
→部が伸ばされていることを意識してください。

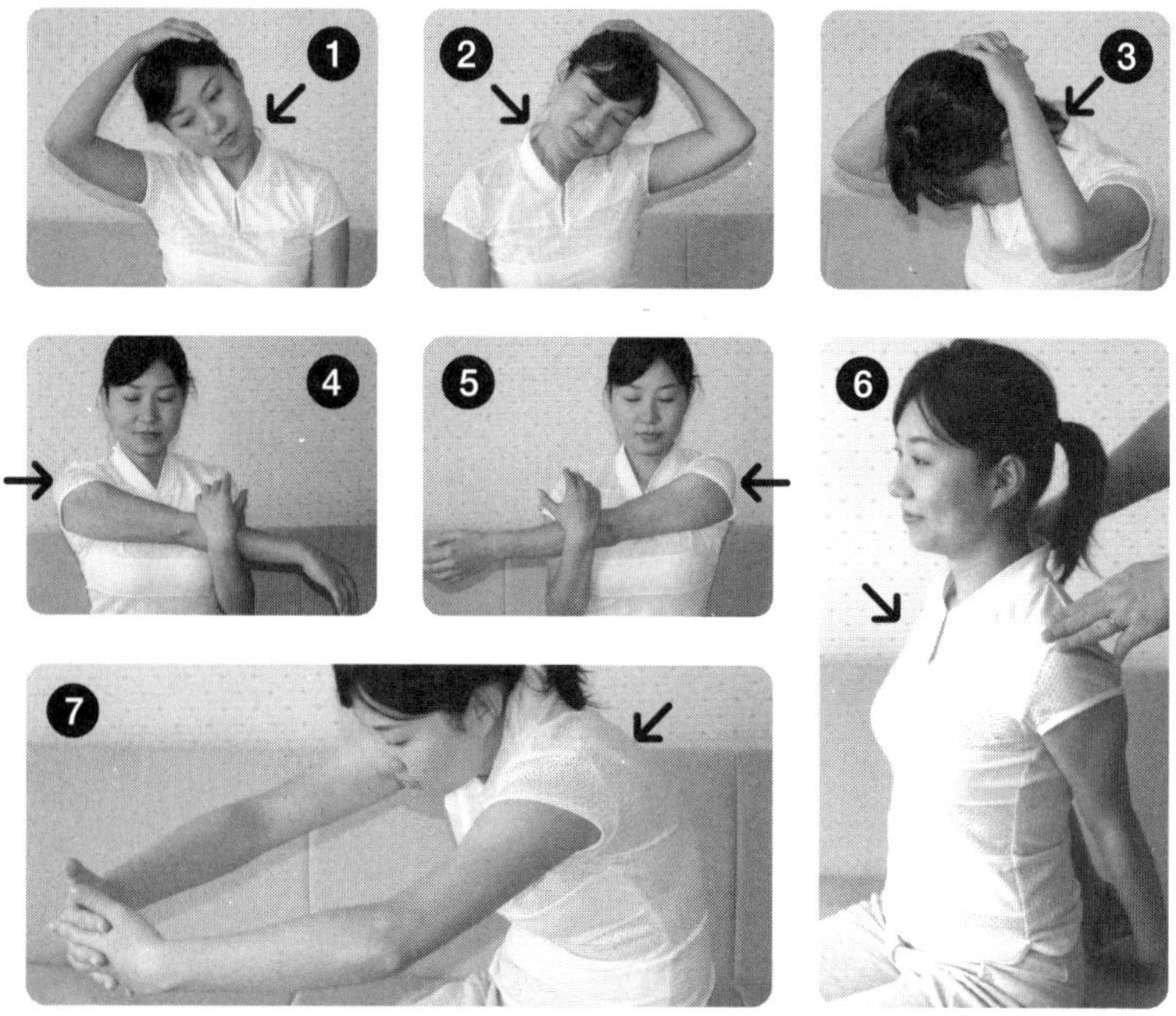
1
2
3
4
5
6
7

※詳しくは、睡眠指導士養成講座でお教えいたします。

8章　まとめ　睡眠の質を上げる6つのポイント

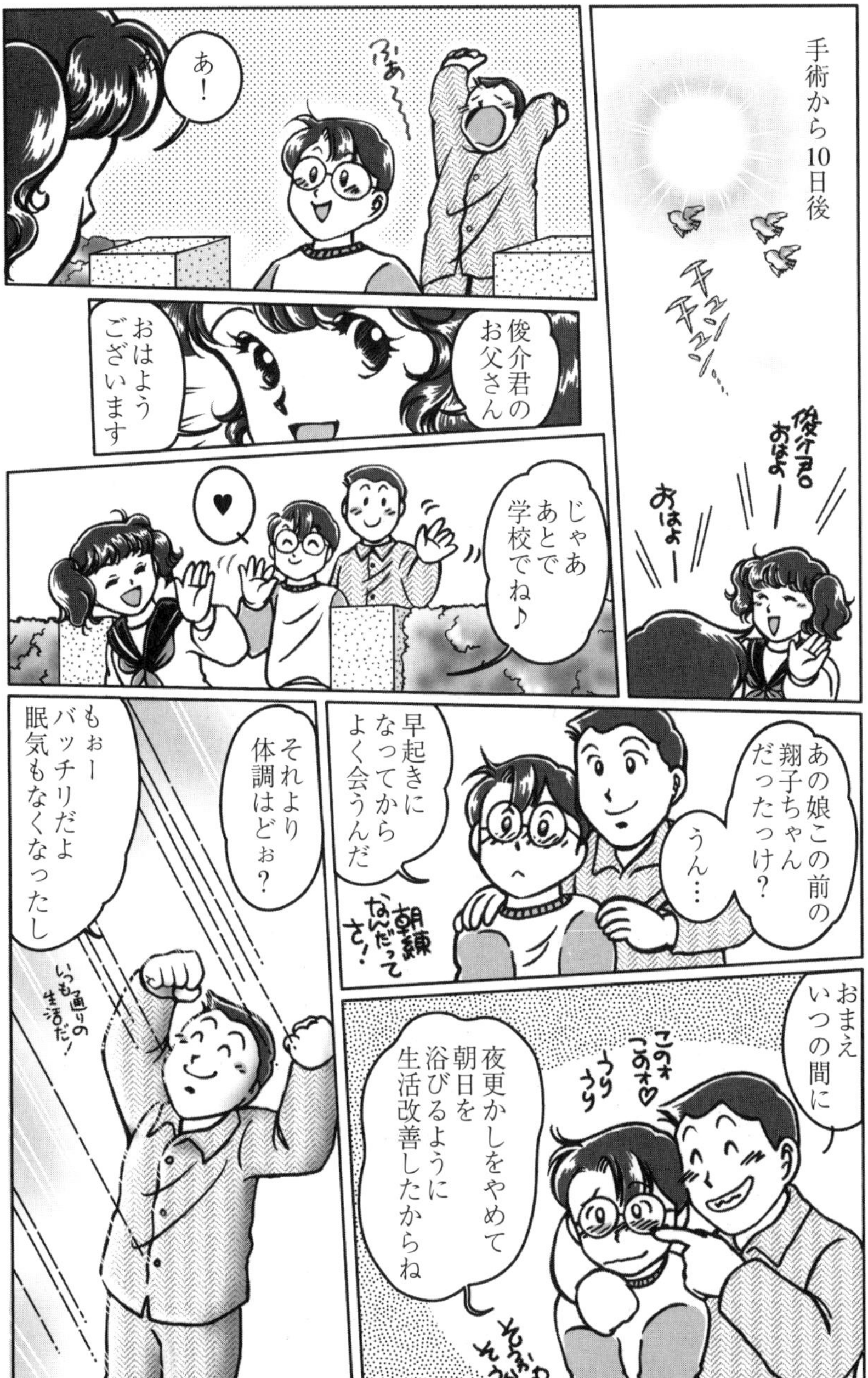
手術から10日後
チュンチュン…
チュンチュン…
俊介君おはよ
おはよ
ふぁ～～
あ！
俊介君のお父さん
おはようございます
じゃあ あとで 学校でね♪
♥
あの娘この前の翔子ちゃんだったっけ？
うん…
早起きになってからよく会うんだ
朝練なんだってさ！
おまえいつの間に
このォこのォ♡
うりうり
夜更かしをやめて朝日を浴びるように生活改善したからね
そうかそうか♪
それより体調はどぉ？
もぉーバッチリだよ眠気もなくなったし
いつも通りの生活だ！

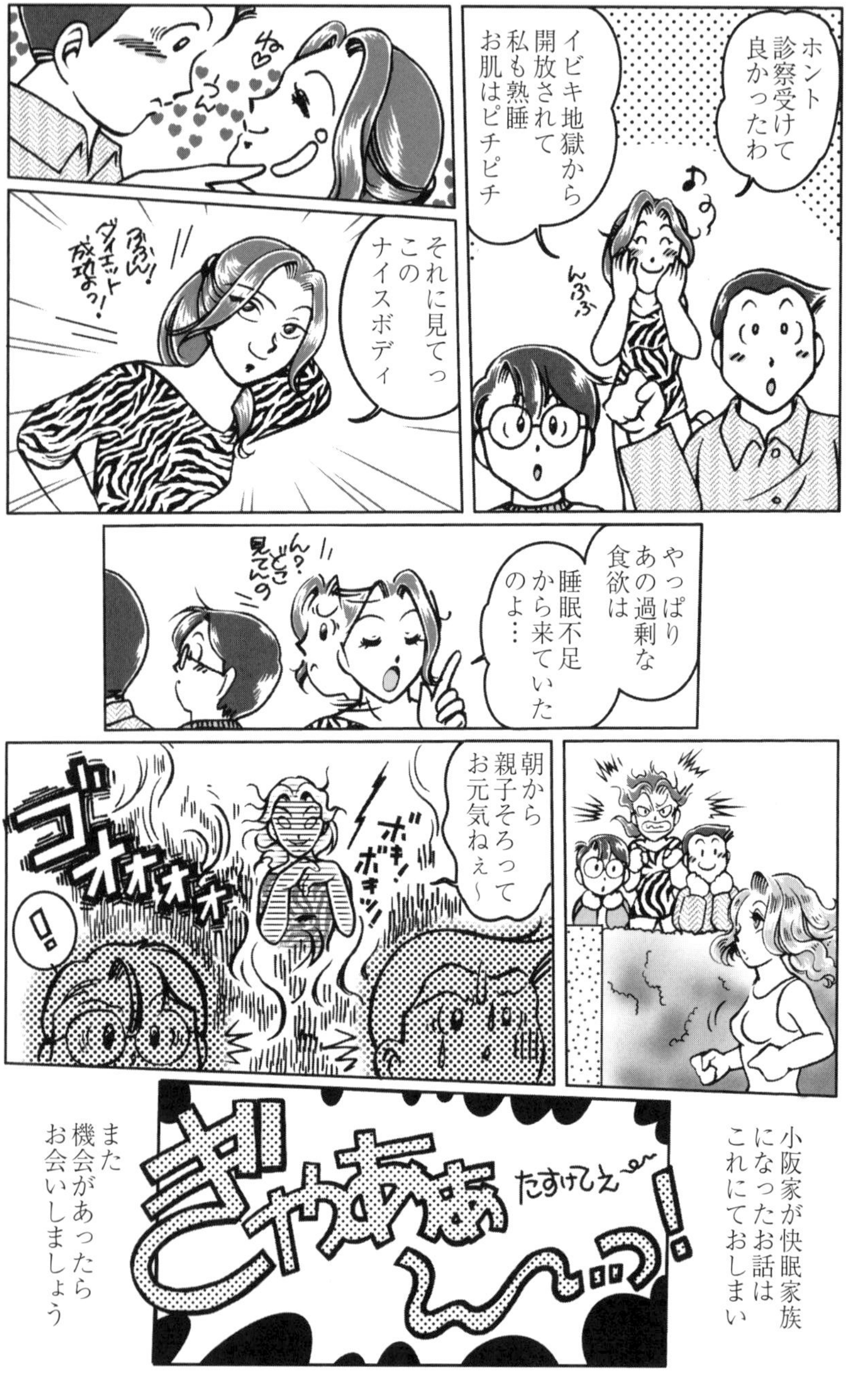
ホント診察受けて良かったわ
イビキ地獄から開放されて私も熟睡お肌はピチピチ
んふふ
それに見てっこのナイスボディ
ふふん!! ダイエット成功よっ!
やっぱりあの過剰な食欲は睡眠不足から来ていたのよ…
ん? どこ見てんの
朝から親子そろってお元気ねぇ～
ボキッ! ボキッ!!
ゴオオオオオ
!
ぎゃあああ～っ!
たすけてぇ～
小阪家が快眠家族になったお話はこれにておしまい
また機会があったらお会いしましょう

よい睡眠のためのポイントをまとめてみましょう。これは「睡眠障害対処12の指針」のうち、6つを抜粋したものです。これを参考に、自分の睡眠を見直してみましょう。

1．睡眠時間は人それぞれ、日中の眠気で困らなければ充分

8時間睡眠説には実は根拠がありません。季節でも変化するので、時間にこだわらないこと。

2．毎日同じ時刻に起床

早起きが早寝を促します。休みの日でも同じ時刻に起きると、休み明けもつらくないはず。

3．光の利用でよい睡眠を

起きたら太陽光を浴び、夕方から夜にかけては明るすぎる照明を避けましょう。

4．昼寝をするなら、午後3時までの20～30分

長すぎる昼寝や夕方以降の昼寝は悪影響。早めの時間に短めの昼寝を心がけましょう。

5. 眠くなってから床につく。就床時刻にこだわりすぎない

眠ろうとしてもなかなか眠れないもの。眠気が起きるまでは布団に入らないようにすること。

6. 眠りが浅いときはむしろ積極的に遅寝・早起きを

寝床で長い時間を過ごし過ぎると、かえって熟睡感が減ってしまうので早く起きるのも手です。

あとがき

みなさんは三年寝太郎のお話をご存知でしょうか。寝太郎は、干ばつで母親を亡くしてから3年間、寝続けました。その後むっくり起き上がって、村人に頼んでわらじをつくりました。そのわらじを佐渡島に持っていき、金山で働く人足の古いわらじと無料で交換しました。持ち帰った古いわらじの底には金が付着していました。その金で、村に用水をつくり、干ばつから村を救ったというお話です。

「才能が眠っている」とは、何もしていない、役に立っていないと解釈されます。しかし、私たちの身体は睡眠中に休んでいるだけでなく、もっと積極的な活動を行なっています。そのひとつが情報整理、記憶の固定です。レム睡眠は夢を見ていることの多い睡眠です。英語をよく勉強して成績の良かった人と、あまり成績の良くなかった人たちの眠りを研究したところ、成績の良かった人たちのレム睡眠量は増えており、成績の良くなかった人

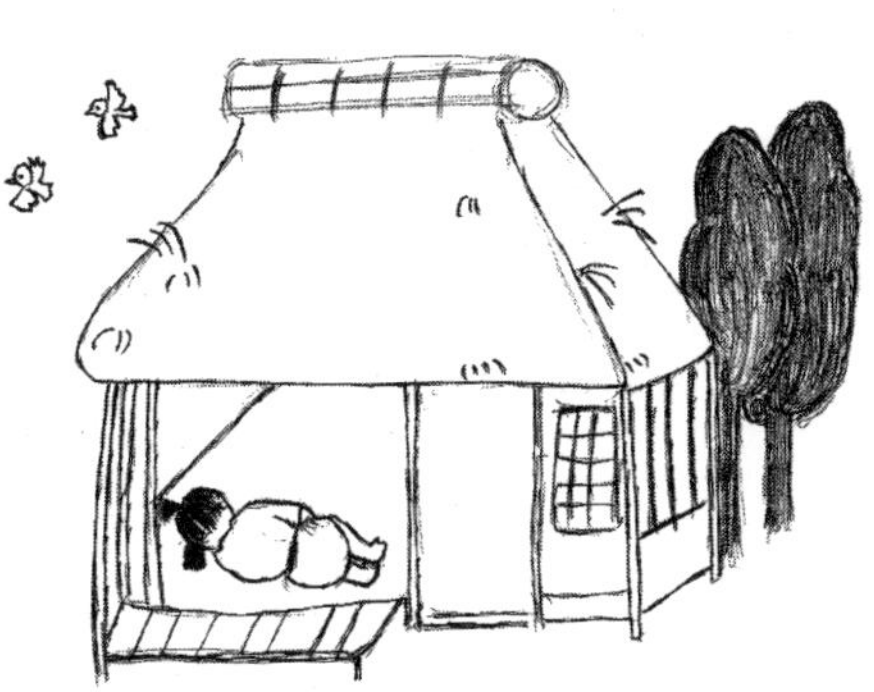

たちのレム睡眠量には変化がなかったのでした。アインシュタインは10時間以上寝ていた長時間睡眠者の代表です。相対性理論もベッドの中で思いついたとのことです。寝太郎もただ寝ていただけでなく、村人を救う良い解決法について思索をめぐらしていたと思われます。昔の人は眠りの効用についてよく知っていて、このような昔話で伝えたのでしょう。

現代は、24時間社会となり、睡眠時間を削って仕事をしたり、勉強している方をお見受けします（巻頭口絵の間違いは、「同時刻に世界が夜にならない」です）。しかし、眠らないで活動していると、ミスが多くなることをみなさんはお気づきでしょう。睡眠とは、疲れた脳を休ませるだけでなく、眠っている間に分泌される成長ホルモンにより子供は成長し、成人でも身体の各所が修復されている時間です。「眠れる森の美女」と言いますが、皮膚の修復も睡眠中になされます。深夜勤務明けの看護婦さんの肌に艶がなくなっているのもそのためです。

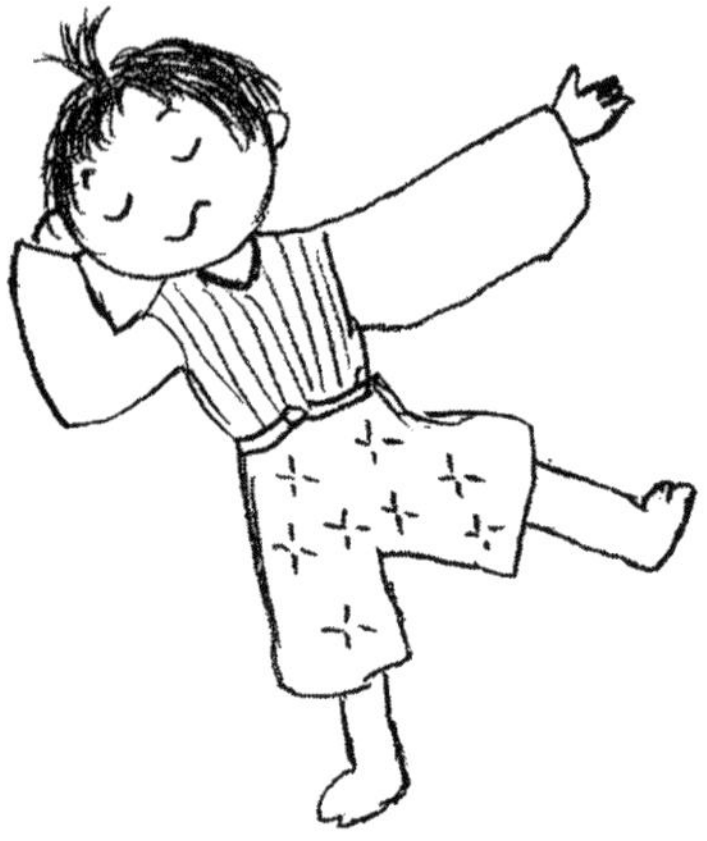

では、長く眠ればよいかというとそうではありません。睡眠時間は人それぞれで、その

人にあった睡眠時間があります。6時間でよい人もいれば8時間必要な方もおられます。しかし、必要以上に長く眠るとかえって熟眠感が減少します。

よく眠れない、昼間に眠くてしょうがないといって病院の睡眠外来を受診される方が増えています。その大半は、難しい病気ではなくて、睡眠時間が不足していたり、睡眠のとり方や睡眠環境に問題がある場合が多いのです。眠る直前に毎日1時間メールしていて、寝つきが30分以上遅くなっている方がおられます。また身体に良いからと仕事を終えた後、深夜にジムでエアロビ等の激しい運動をするため、体温が上がって寝つきが悪くなり、昼間にとても眠いといっている方もおられます。

本書では、漫画をまじえて睡眠のメカニズムの一部をご紹介しました。十分な睡眠は、成績向上、病気予防、事故減少、良い人間関係の形成に役立ちます。睡眠が不足するとそのツケ（睡眠負債といいます）は必ず現れます。早起きし、よく動いて、ぐっすり眠るといったリズミカルな生き方が健康の基本です。社会的な事情で睡眠をとりにくい方もおられると思います。少しずつでよいですから、睡眠の大切さを理解して、さっぱりとした朝を迎えるようにしませんか。

二〇〇七年七月二〇日

宮崎総一郎

索　引

〈た行〉

〈な行〉

〈は行〉

〈ま行〉

〈や行〉

〈ら行〉

著者紹介

宮崎総一郎（みやざき・そういちろう）　1954年愛媛県宇和島市生まれ．秋田大学大学院修了．医学博士．
現在，滋賀医科大学睡眠学講座教授．
「眠りの森」事業を通じて，社会への睡眠知識の普及，睡眠指導士の育成に邁進している．

大川匡子（おおかわ・まさこ）　群馬大学医学部卒業．医学博士．現在，滋賀医科大学睡眠学講座教授，日本睡眠学会理事長．

駒田一朗（こまだ・いちろう）　滋賀医科大学卒業．現在，社会保険滋賀病院耳鼻咽喉科部長．

田中俊彦（たなか・としひこ）　秋田大学医学部卒業．現在，滋賀医科大学サテライト　たなか睡眠クリニック院長．

快眠家族のススメ

— マンガでわかる不眠と無呼吸症候群 —

2007年8月31日　初版1刷発行

宮崎総一郎　編著
大川匡子　監
駒田一朗
田中俊彦　著

発行者　片岡一成
取材・文　永峯美樹
まんが　竹内まゆ美
印刷・製本　株式会社シナノ
発行所／株式会社　恒星社厚生閣
〒160-0008 東京都新宿区三栄町8
TEL：03(3359)7371／FAX：03(3359)7375
http://www.kouseisha.com/

（定価はカバーに表示）

ISBN978-4-7699-1066-4 C0047